深圳市宝安纯中医治疗医院系列丛书

颈肩腰腿痛的精诊简治

齐 伟 编著

科学出版社

北 京

内 容 简 介

本书以医案的形式，再现笔者精确诊断、简化治疗颈肩腰腿痛的辨证思维过程，看似记录病案，实为阐明医理。以病史、症状、体征、影像、诊断、治疗的模式翔实记录医案，以思考的形式复现医者明确诊断和治疗方法的思维过程，以讨论的形式阐明疾病的发病机制和治疗机理，以按语的形式分享诊治过程中的心得体会。为便于读者查阅与参考，本书按照疾病症状所在部位分为头面五官疾病、颈肩臂手疾病、胸腹内脏疾病、腰臀腿足疾病四部分。医案中涉及的理筋正骨手法的具体操作（包括操作流程和手法视频），在附篇中可以查阅。

本书适宜从事颈肩腰腿痛诊疗工作的骨科、疼痛科、针灸科、推拿科、针刀科、康复科医生参阅。

图书在版编目（CIP）数据

颈肩腰腿痛的精诊简治 / 齐伟编著. —北京：科学出版社，2023.3
ISBN 978-7-03-074976-5

Ⅰ. ①颈… Ⅱ. ①齐… Ⅲ. ①颈肩痛—诊疗 ②腰腿痛—诊疗 Ⅳ. ①R681.5

中国国家版本馆 CIP 数据核字（2023）第 032452 号

责任编辑：郭海燕　孙　曼 / 责任校对：杨　赛
责任印制：赵　博 / 封面设计：蓝正设计

科学出版社 出版
北京东黄城根北街 16 号
邮政编码：100717
http://www.sciencep.com
中煤（北京）印务有限公司印刷
科学出版社发行　各地新华书店经销
*
2023 年 3 月第 一 版　开本：787×1092　1/16
2025 年 1 月第三次印刷　印张：8
字数：195 000
定价：69.00 元
（如有印装质量问题，我社负责调换）

前　言

随着社会的发展和人类文明的进步，人们的工作方式从体力劳动向脑力劳动转变，长期久坐等导致颈肩腰腿痛的发病率不断攀升，且发病年龄日益年轻化。

在人体结构进化到适应脑力劳动之前，以运动代替劳动是避免颈肩腰腿痛发生的最佳途径。不幸地是，刚刚从劳动中解放出来的人们迅速爱上了"宅"的生活方式，宁可躺着忍受痛苦，也不愿走出家的大门。

在"懒惰与无痛"的双重驱使下，痛苦的人们选择把自己交给了医生。在治疗颈肩腰腿痛方面，医生曾经相当于"神"一样的存在，治痛基本上手（或针或药）到病除。

不知是前辈太过保守，把灵方妙法带进了坟墓，还是现代的医生太不给力，没有参透老祖宗留下的家传绝学，原来屡试屡验的祖传秘方不太好用了，现代层出不穷的新方法也不太灵了。颈肩腰腿的痛还是原来的痛，但颈肩腰腿的病已不是原来的病。老祖宗的灵丹妙药能治疗他们那个时代的痛，但不能解决我们这个时代的痛；能治疗他们那个时代的病，却解决不了我们这个时代的病。古病今病，症状相同，病因病机不同。病已变，治未变，犹如刻舟求剑。

以前的颈肩腰腿痛多源于外伤和劳损，属于动力性损伤。外伤是一次外力损伤筋骨而疼痛；劳损为多次外力累积损伤筋骨而疼痛；二者共同点为"哪里损伤，哪里就会疼痛"，治疗可以"以痛为腧"，效如桴鼓。若失治误治，亦会有"筋骨失衡"，治当"以痛为腧"与"调衡筋骨"并重。

现代的颈肩腰腿痛多源于过逸（一个姿势时间过长），属于静力性损伤。由于一个姿势时间过长，先有"筋骨失衡"，后有损伤筋骨而疼痛。治当"调衡筋骨"去其本，"以痛为腧"除其标。若仍按"以痛为腧"治疗，只能暂缓疼痛而未除其本，必将很快复发，此为效而不速、速而不显及复发率居高不下之故也。

有道无术，术可求；有术无道，止于术！

舍道逐术者众，重道轻术者寥寥！诊治颈肩腰腿痛的道在病因病机，术在治法治则。舍道逐术的结果就是治疗总是有效，但不能立效、显效、久效，数法治一病而真效难求。

知其然，晓其所以然，逆而治之，医之道也！

道可道，非常道！凡事皆有道，诊治疾病亦是如此。疾病的发生发展绝非偶然，而是必然，都有其规律性。医生的职责就是找到疾病的发生原因和发展规律，并遵循客观规律，尽可能地恢复机体原有的平衡状态；而不是针对发展的结果（疼痛和功能障碍）用各种疗法，治丝益棼。

诊断与治疗同等重要。在临床工作中，我们是否都这样做了呢？比如膝痛，治疗方法有推拿、针灸、理疗、中药治疗、西药治疗、封闭疗法、微创等；而推拿又分理筋、正骨等。治疗膝痛的方法成百上千种，诊断呢？也许"膝痛"一语蔽之！诊断在前，治疗在后，如果诊断不够准确，即使有再好的疗法，都是无的放矢，效从何来？

病变治变，古法可用，但训古而不能拘泥于古！

古之痛证，多源于劳伤，因动而发，多为单纯的结构损伤，治可"以痛为腧"。今之痛证，多源于过逸，因静而起，先有筋骨失衡，后有结构损伤，治必"调衡筋骨"。古今痛证，症状虽同，因机相异，实为不同。病不同而治同，病已变而治不变，如此古法今用，何异于刻舟求剑？

重道轻术，重理轻法，训古不拘泥于古，愿与同道共勉！

编　者

2022 年 10 月

目　录

第四部分　腰臀腿足疾病

附篇　相关治疗手法

第一部分
头面五官疾病

第一章 头 部 疾 病

第一节 寰枢关节半脱位源性眩晕

患者 男，43 岁。

主诉 头昏、颈部不适 38 年。

病史 5 岁时从行驶中的拖拉机上跌落，致颈部疼痛、头晕。休息后症状减轻，表现为头昏、颈部不适，时有眩晕、胸闷、心悸、情绪不稳、焦虑烦躁等症状，数次求医未能明确诊断。2019 年 3 月做 X 线检查，诊断为"寰枢关节半脱位"，多方求治（具体不详）无效，网上查阅视频资料来诊。

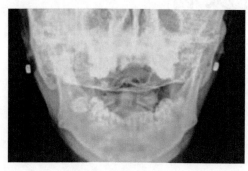

图 1-1 治疗前 X 线片

症状 颈部不适、右旋不利、头昏、记忆力减退，时有眩晕、胸闷、心悸、耳鸣、情绪不稳、焦虑烦躁，偶有恶心欲呕、睡眠欠佳。

体征 项部僵硬，左侧头后大直肌、头下斜肌紧张，压痛（+），头右旋受限，用力旋转引发眩晕，肱二头肌反射、肱三头肌反射及桡骨膜反射正常，霍夫曼征（-）。

影像 自带 X 线片（图 1-1）示颈椎退行性变，寰齿间隙不等宽，寰枢外侧关节不对称，枢椎棘突偏左。

诊断 寰枢关节半脱位（逆时针旋转）。

治疗 松解头后大直肌、头下斜肌，定向仰正法复位寰枢关节。

结果 即刻颈部舒适，右旋无受限，眼睛明亮，视物清晰，头昏明显减轻。2 日后于深圳市某医院复诊，诸症基本消失，颈部旋转自如。复查后 X 线片（图 1-2）示寰齿间隙等宽，寰枢外侧关节对称，枢椎棘突居中。

讨论 患者来自广西地区，头昏 38 年，多方求医未果，为自救走上学医之路，成为一名医务工作者，仍不能诊明自身之疾。2019 年因颈部不适拍片，意外明确"寰枢关节半脱位"诊断，知其为头昏等诸症之源。多次牵引治疗无效，惧怕创伤及术后旋转受限未接受手术治疗，为求手法复位治疗前来我处就诊。

患者诸症为成人寰枢关节半脱位常见症状，寰枢关节半脱位（逆时针旋转）则颈部不适、右旋不利。寰枢关节半脱位牵张或挤压刺激椎动脉或交感神经，

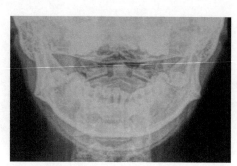

图 1-2 治疗后 X 线片

继发头晕、胸闷、心悸、耳鸣、情绪不稳、焦虑烦躁、恶心欲呕、睡眠欠佳等症。

左侧头后大直肌、头下斜肌压痛（＋），右旋受限，用力旋转引发眩晕，考虑"寰枢关节半脱位"，自带 X 线片见寰齿间隙不等宽，寰枢外侧关节不对称，寰椎侧块等大，枢椎棘突偏左，证实"寰枢关节半脱位"诊断，分型为"逆时针旋转"。

患者病程较长，头后大直肌、头下斜肌及相应筋膜挛缩，故先松解枕下肌肉及筋膜，而后予以定向仰正法复位寰枢关节，恢复枕寰枢正常解剖位置，解除对椎动脉及交感神经的牵张或卡压刺激，由此引发的诸症得解。

按语 陈旧性寰枢关节半脱位复位并非易事，一般需要多次理筋松解方可正骨，正骨后多不稳定，需要反复调理才能稳定，此案一次复位成功，诸症消失，至今未见反复，确实有些出乎意料。

相关解剖 枕下肌又名椎枕肌，包括 4 对连接于第 1、2 颈椎与枕骨之间的短肌，即头后大直肌、头后小直肌、头上斜肌、头下斜肌。头后大直肌呈三角形，起自枢椎棘突，止于下项线外侧部，单侧收缩头向同侧旋转，双侧同时收缩头向后仰。头下斜肌起自枢椎棘突，斜向外上止于寰枢横突，一侧收缩使头转向同侧并侧屈，两侧收缩使头后仰。

整理：张 成

第二节 交感神经源性眩晕

患者 女，53 岁。

主诉 眩晕、恶心 2 天。

病史 5 年前因"颈源性眩晕"曾住院治疗，痊愈出院。2 日前因劳累眩晕复发，自觉天旋地转，视物晃动，不能睁眼，恶心。遂到吉林大学第二医院急诊，查脑 MRI 未见异常，诊断为"颈源性眩晕"，予以口服盐酸氟桂利嗪未效，为求中医治疗来诊。双目紧闭，家人扶入诊室。

症状 眩晕，恶心，视物晃动，睁眼及活动加重。

体征 颈枕交界处肌肉紧张，压痛（＋）。$C_{2\sim3}$ 右侧横突前方触及纵行条索，压痛（＋），诱发眩晕、恶心加重。项韧带紧张，压痛（＋）。

诊断 颈源性眩晕。

治疗 手法松解颈枕部肌肉、头颈长肌及右侧颈上交感神经节周围软组织，针刀松解枕后隆突下缘。

结果 眩晕、恶心消失，能够睁眼视物，视物清晰无晃动，走路无须帮助。

讨论 颈源性眩晕多与颈椎病变引起椎动脉供血不足有关。此患 $C_{2\sim3}$ 右侧横突前方触及纵行条索，压之疼痛，且能引发眩晕、恶心加重，考虑眩晕与条索相关。根据条索所在解剖位置，考虑为交感神经链之"颈上交感神经节"所在。颈椎病变牵张、挤压或炎性刺激颈上交感神经节，引起相应临床症状。

手法松解头长肌、颈长肌及颈上交感神经节附近软组织，可解除其对颈上交感神经节的压迫及牵张刺激，松解后局部血液循环加快，促进炎性吸收，减轻对颈上交感神经节的炎性刺激，眩晕等症状得以缓解，此为去其标。项韧带及颈枕部肌肉紧张，造成颈部筋骨失衡，治疗时予以松解，恢复其筋骨平衡状态，此为去其本。项韧带坚韧、弹性差，手法松解困难，故以针刀松解，事半功倍。

按语　此案没有相关影像学检查，也未进行旋颈试验等相关体格检查证实眩晕与颈椎有关。患者素有"颈源性眩晕"病史；外院确诊为"颈源性眩晕"；眩晕恶心症状较重，检查会加重病情；按压 $C_{2\sim3}$ 横突前方条索眩晕、恶心加重；以上所有诊断依据，均不能作为违反医疗常规之借口，因为一旦发生医疗事故，任何一条都不能用来免责。

相关解剖　颈部交感神经节包括上、中、下三对。上 4 对交感神经合成颈上神经节，第 5、6 交感神经合成颈中神经节，第 7、8 交感神经合成颈下神经节。颈上神经节最大，位于第 2、3 颈椎横突的前方，有下述分支：

（1）灰交通支，分支支配颈部皮肤的血管、立毛肌、汗腺。

（2）颈内动脉神经，形成颈内动脉丛，随颈内动脉入颅，在海绵窦内移行为海绵丛。其中海绵丛还分成下列分支：①交通支，入眶后至动眼神经、滑车神经、眼神经；②睫状神经节交感根，随睫状神经至眼球内，分布于瞳孔开大肌；③脑垂体支，至脑垂体；④终末支，随颈内动脉的分支形成大脑前动脉丛、中动脉丛、眼动脉丛。

（3）颈外动脉神经，缠绕颈外动脉及其分支周围，形成相应的神经丛。

（4）颈内静脉神经，随颈内静脉连于舌咽神经和迷走神经。

（5）咽支，与迷走神经和舌咽神经的咽支合成咽丛，有交通支和喉上神经相连。

（6）心上神经，循颈动脉鞘下降到胸腔，右侧的经锁骨下动脉至心深丛，左侧的经主动脉弓入心浅丛。

整理：丁方平

第三节　项韧带源性眩晕

患者　男，49 岁。

主诉　头晕、颈部不适 5 年余。

病史　5 年前醉酒之后出现颈部不适，伴头晕、头痛，曾到多个科室就诊，排除颅脑疾病，诊断为"颈椎病"。治疗（具体不详）无效，经人推荐前来就诊。

症状　头晕，低头加重，双侧太阳穴隐痛，颈部不适，偶有恶心欲呕，睡眠欠佳。

查体　项部筋膜钝厚、肌肉紧张。颈椎前屈项韧带高度紧张，如索桥架于枕后隆突与大椎之间，明显高于两侧肌肉，限制颈椎进一步屈曲，同时头晕加剧。转头头晕加重。颈椎后伸、侧屈、旋转头晕无变化。

影像　颈椎 X 线片（图 1-3）示寰齿间隙不等宽，寰枢外侧关节不对称，枢椎棘突偏右。

诊断　颈源性眩晕；寰枢关节紊乱；项韧带挛缩。

治疗　按揉法松解颈部肌肉，弹拨法松解项韧带。

结果　头晕、颈部不适、太阳穴隐痛消失，眼睛明亮，视物较前清晰，低头无头晕。

回访　10 日后回访，如常人。

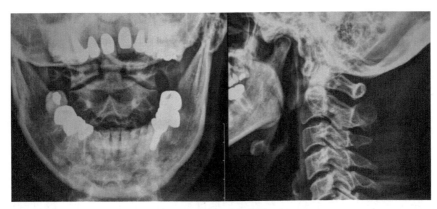

图 1-3 颈椎 X 线片（一）

讨论 患者颈部不适伴头晕，低头加重，诊为"颈源性眩晕"；X 线片示寰齿间隙不等宽，寰枢外侧关节不对称，枢椎棘突偏右，诊为"寰枢关节紊乱"；颈椎前屈项韧带高度紧张，如索桥架于枕后隆突与大椎之间，明显高于两侧肌肉，限制颈椎进一步屈曲，诊断为"项韧带挛缩"。

正常颈椎弯向后方、突向前方。如果把颈椎比作弓，项韧带就是弦。项韧带挛缩不能延展，颈椎前屈受限。患者前屈受限、前屈头晕加重同时出现，考虑头晕与项韧带挛缩相关。松解颈部肌肉及项韧带后头晕消失，证实此推断的正确性。

项韧带挛缩是如何引发眩晕的呢？显然项韧带本身不能直接引发头晕，寰枢关节紊乱却可以。由于项韧带挛缩，颈椎之间的椎间盘及关节内压力增加，关节间隙变窄，关节灵活性下降。转头时下颈段旋转功能由寰枢关节代偿，引起寰枢关节超范围活动而发生紊乱，进而牵张或挤压椎动脉，引起椎基底动脉供血不足而发生头晕。

治疗时松解颈部肌肉及项韧带，颈椎间盘及关节内压力减小，关节灵活性增大，恢复原有的旋转功能，寰枢关节无须代偿下颈段旋转功能而超范围活动，不再牵张或挤压刺激椎动脉，椎基底动脉供血恢复正常，头晕等症状得以解除。

相关解剖 寰枢关节：寰椎和枢椎通过互相联系的关节连接在一起，包括一个车轴关节和两个对称的侧方关节。一个车轴关节：即寰枢正中关节，其中齿突作为旋转轴；两个对称的侧方关节，即由枢椎侧块下关节面和枢椎上关节面构成的寰枢外侧关节。此关节易发生旋转错位，常见临床表现为颈椎左右旋转不对称。

椎动脉走行：椎动脉一共分为四段；椎动脉由锁骨下动脉分出，通常会在 C_7 椎体前，进入颈六横突孔，此为颈段。椎动脉从颈六的横突孔继续向上，穿过各个横突孔，一直进入寰椎的横突孔为椎骨段；椎动脉从寰椎的横突孔穿出后，会经过三个直角弯：椎动脉从寰椎的横突孔穿出后，从寰椎的侧块后面，绕过寰椎上的椎动脉沟，此为第一个直角弯；然后转向前方，穿入寰枕后膜，此为第二个直角弯；椎动脉继续转向上进入枕骨大孔，此为第三个直角弯，此为椎动脉的枕段。最后，椎动脉从枕骨大孔进入颅内，为椎动脉的颅内段。因为寰椎横径较大，寰枢关节旋转错位时，寰椎两侧横突孔分别向前后牵张椎动脉，引发椎动脉痉挛而致椎基底动脉供血不足。

整理：周钰健

第四节　网球源性眩晕

患者　女，34岁。

主诉　眩晕1个月余。

病史　1个月前打网球出现眩晕，休息减轻，打网球后加重，未经治疗，为求中医诊治来诊。

症状　眩晕，枕部不适。

体征　项僵，右侧风池穴饱满，压痛（+）。

影像　颈椎X线片（图1-4）示颈椎生理曲度变直，寰椎侧块等大，枢椎棘突偏左。

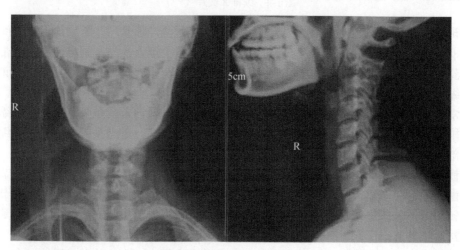

图1-4　颈椎X线片（二）

诊断　寰枢关节半脱位（逆时针旋转）。

治疗　手法松解颈部肌肉，以枕下肌为主；定向仰正法复位寰枢关节；三向牵伸法增加下颈段灵活性；加强胸椎灵活性训练。

结果　一次而愈。

讨论　患者颈部细长，颈椎稳定性相对较差，由于长期伏案工作，后群肌肉过度牵张被拉长，前群肌肉相对短缩，生理曲度变直，下颈段灵活性下降。患者圆肩驼背，胸椎灵活性不足。打网球向右侧转身击球时，头带动颈椎向左侧旋转，因胸椎及下颈段灵活性不足，旋转范围减小，上颈段超范围旋转代偿，致寰椎围绕枢椎超范围旋转而损伤头后大直肌和（或）头下斜肌，损伤的肌肉产生痉挛性保护，将寰椎固定于逆时针旋转位。患者为保证视线朝向正前方，头部依次带动寰椎、枢椎顺时针旋转，当头及寰椎回到原位时，枢椎已离开中立位顺时针旋转位，故棘突偏左。故开口位片见寰椎侧块等大，枢椎棘突偏左。

本案以眩晕为主症，系寰枢关节半脱位牵拉或压迫椎动脉引起椎基底动脉供血不足所致，治疗时复位寰枢关节半脱位便可消除症状。但寰枢关节半脱位的发生与下颈段及胸椎旋转不足相关，若不通过三向牵伸法增加下颈段灵活性、加强胸椎灵活性训练，再打网球或做颈椎过度左旋动作时，寰枢关节极易再次脱位，故本着治病求本、治病求因的原则，对寰枢关节、下颈段、胸椎三者同时施治，防止病情反复。

整理：钱　鑫

第五节　肝 厥 头 痛

患者　女，45 岁。

主诉　头痛 1 天。

病史　1 天前与人争吵，而后出现头痛，自行休息后未见缓解，为求中医治疗来诊。

症状　头痛，巅顶为甚。

舌脉　舌质深红，苔黄，脉弦。

诊断　头痛（肝厥）。

治疗　开关散结推拿法。患者取仰卧位，先以掌根按于肩前 30 秒，放开时患者前臂有水流感；再以拿法拿住胸大筋，摇撼 30 次，至病人痛而发声。

结果　手停痛止。

讨论　肝之脉与督脉会于巅，大怒致肝火暴盛，循经上攻于脑，肝阳聚而不通，不通则痛，发为巅顶痛，即肝厥头痛。

肝失疏泄，土壅木郁，经络不通，风火之邪上冲于巅，故用开关散结之法，按揉肩前，先右后左，使肝经邪气流注于阴经皮部，使脾胃之气得降，以助下降肝气；肝经上贯膈，布胁肋，《灵枢·邪客》有云：肝有邪，其气留于两腋。拿胸大筋至病人有声（啊、呀等），使邪气散于声中，气机条畅，肝疏泄有条，上逆于巅顶之气得降，故痛解。

按语　"辨构论治"是对辨证论治的有效补充，主要适用于机械性颈肩腰腿痛，当辨证论治能够很好地解决问题时，无须考虑"辨构论治"。

相关文献

《灵枢·经脉》：肝足厥阴之脉，起于大趾丛毛之际，上循足跗上廉，去内踝一寸，上踝八寸，交出太阴之后，上腘内廉，循股阴入毛中，过阴器，抵小腹，挟胃属肝络胆，上贯膈，布胁肋，循喉咙之后，上入颃颡，连目系，上出额，与督脉会于巅。其支者，从目系下颊里，环唇内；其支者，复从肝别贯膈，上注肺。是动则腰痛不可以俯仰，丈夫㿉疝，妇人少腹肿，甚则嗌干，面尘脱色。是肝所生病者，胸满呕逆飧泄，狐疝遗溺闭癃。为此诸病，盛则泻之，虚则补之，热则疾之，寒则留之，陷下则灸之，不盛不虚，以经取之。盛者寸口大一倍于人迎，虚者寸口反小于人迎也。

《灵枢·邪客》：肺心有邪，其气留于两肘；肝有邪，其气留于两腋；脾有邪，其气留于两髀；肾有邪，其气留于两腘。

《金匮翼》：肝厥头痛者，肝火厥逆，上攻头脑也。其痛必在巅顶，以肝之脉与督脉会于巅故也。

《按摩经·手法二十四则》：双龙投海——以两手从患者胸前同乳大筋抓起甚痛，觉胸中气降胁下，有声左右推之，使脾胃之气下降是也。

整理：李中旭

第二章 面部疾病

第一节 口内复位法治疗颞下颌关节紊乱综合征

患者 女，42岁。

主诉 左侧耳前疼痛，张口困难3天。

病史 3天前吃坚果后出现左侧耳前疼痛，张口困难。针灸治疗后略有缓解，为求手法治疗来诊。

症状 左侧耳前疼痛，张口困难，不能咀嚼坚硬食物。

体征 左侧耳前略肿胀，压痛（+），开口可达2横指。

诊断 颞下颌关节紊乱综合征。

治疗 予以口内复位法治疗。

结果 耳前疼痛消失，略有不适感，开口如常。

讨论 本病名称较多，有颞颌关节紊乱、颞颌关节错缝、颞颌关节挫伤、颞颌关节炎等。口内复位法是治疗颞颌关节脱位的有效方法，同样可用于脱位程度较小的颞颌关节紊乱。

据"欲合先离"的骨折及脱位整复原则，先将颞颌关节间隙拉开，在保证左右两侧下压之力均衡的前提下，让患者做主动咬合动作，反复多次，颞颌关节可自动复位。

整理：丁明阳

第二节 调衡法治疗颞下颌关节紊乱综合征

患者 男，28岁。

主诉 右侧耳前疼痛7天。

病史 7天前过度劳累后入睡，醒后出现右侧耳前疼痛，张口及咀嚼食物时加重，不能吃坚硬食物。针灸后症状略有缓解，针灸科医生介绍来诊。

症状 右侧耳前疼痛，张口及咀嚼食物时加重，闭口时右侧颞颌关节有撞击感。

体征 右侧颞颌关节处略肿胀，压痛（+）。下颌尖略偏右，张口时左侧髁突外移，闭口过程中下颌先缓慢右移而后快速弹回。

影像 开口时右侧颞下颌关节脱位，闭口时正常。

诊断 颞下颌关节紊乱综合征。

治疗 理筋松解局部软组织，动静结合复位颞颌关节。

结果 一次治疗后耳前疼痛消失，闭口时右侧颞颌关节撞击感减轻；二次治疗后诸症基本消失。

讨论 颞下颌关节紊乱综合征可因风湿、关节退变而发，但多因创伤所致。创伤有动力性损伤和静力性损伤之分。本案病因为劳累后睡觉一个姿势时间过长，属于静力性损伤范畴。气伤痛，形伤肿。颞颌关节创伤影响局部气血，发为肿痛。关节周围气滞不通，不通则痛；血运不行，局部肿胀。张口时左侧髁突外移，闭口时下颌先缓慢右移而后快速弹回，颞颌关节存在动态移位。

相关解剖 颞颌关节：是人体最复杂的关节之一，具有复杂的生理功能，参与咀嚼、吞咽、语言及表情等各种重要活动。颞颌关节属于滑膜关节，连接下颌骨和颅骨并调节下颌骨运动，是颌面部唯一的左右双侧联动关节，颞颌关节的组成由下颌骨髁突、颞骨关节面、居于二者之间的关节盘、关节周围的关节囊和关节韧带组成。

颞颌关节由2块骨（颞骨和下颌骨）和1个关节盘组成，关节盘将关节分为2个关节间隙，颞颌关节还包括1个关节囊、4条韧带和7块让颞颌关节发生运动的主要肌肉。其关节大致可分为5种运动：下颌骨下降（开口）、下颌骨上提（闭口）、下颌骨侧移、下颌骨前伸、下颌骨后缩。颞颌关节开闭口在其运动中尤为重要，开口时下颌骨的下降可分为滚动和滑动两个阶段。

第一阶段为滚动阶段，发生在运动的前35%～50%，主要在下关节腔内运动。主要是下颌骨相对于颞骨的旋转运动，髁突在关节盘的下方凹面内向后滚动，滚动使下颌体向下后方旋转。

第二阶段为滑动阶段，发生在运动的后50%～65%，在上关节腔内运动。运动从以旋转为主过渡到以平移为主，髁突和关节盘紧靠着关节结节的斜面向前下方滑动，使下颌头和关节盘向前移至关节结节而不会超过关节结节的顶部。而闭合时与张口的运动正好相反，运动是先后移，再旋转。

整理：李中旭

第三章 五官疾病

颈源性耳聋

患者 女，57岁。

主诉 左耳耳聋10年余。

病史 2001年不慎摔倒，后头部着地，意识缺失约1分钟，此后出现眩晕、左耳听力丧失，曾到专科医院就诊，确诊为"神经性耳聋"，经治无效（具体不详）。10天前无诱因出现颈痛、眩晕、双上肢麻木，为求中医治疗来诊。

症状 颈痛，眩晕，左肩沉重，双上肢麻木；左耳听力丧失，耳内沉闷感，似有"塞子"，辨别声音方向障碍（听音来源方向与实际相反）。

体征 颈部肌肉紧张，右侧风池穴压痛（+），第4颈椎左侧横突前方压痛（+），持续按之左耳鼓膜有向外冒风感，放手后耳内轻松，沉闷感减轻。旋颈试验（+），椎间孔挤压试验（+），臂丛神经牵拉试验（+），颈椎活动度：前屈20°，后伸5°，左右侧屈15°，左右旋转20°。肱二头肌肌腱、肱三头肌肌腱及桡骨膜反射正常，双侧霍夫曼征（-），双侧巴宾斯基征（-）。

影像 颈椎X线片见颈椎生理曲度减小，$C_{5~6}$棘间后方项韧带钙化，$C_{5~6}$椎间隙变窄；寰齿间隙不等宽，寰枢外侧关节不对称，枢椎棘突向右侧偏歪，颈椎向左侧弯；左侧$C_{3~4}$、$C_{5~6}$、$C_{6~7}$椎间孔变小，相应钩突骨质增生。颈椎MRI：$C_{3~4}$、$C_{4~5}$、$C_{5~6}$、$C_{6~7}$椎间盘向后突出，硬膜囊受压。

诊断 颈源性耳聋；颈椎病。

治疗 采用针刺、推拿结合治疗。推拿：患者取仰卧位，以推法放松颈阔肌，以拿法、按揉法、弹拨法放松颈部肌肉；以颈部三向牵伸法纠正下颈段颈椎关节紊乱，以定点闪正法纠正寰枢关节紊乱；以点法点按第3颈椎右侧横突前方压痛点约1分钟（至耳部冒风感不明显），最后以理筋手法疏理颈部软组织。针刺：患者取坐位，取穴：四神聪、中渚、晕听区、翳风、听宫、天窗、风府、天柱、风池、安眠、百劳、大椎。刺法：四神聪、晕听区平刺，平补平泻；翳风、天窗、听宫直刺，强刺激，使针感到达耳内；中渚穴向上斜刺，使针感传至肩以上为佳；余穴直刺，平补平泻。留针：20分钟。

结果 前7日，针刺耳周穴位患者无感觉，症状无变化。第8日，针刺时感觉到耳内疼痛，感觉耳内"塞子"松动。第10日，耳内"塞子"消失，耳内沉闷感明显减轻，能听到较大声音，但听不清楚，且感觉极遥远。第12日，耳内有嘈杂声音环绕出不来，心烦意乱。第15日，耳内嘈杂声音、沉闷感消失，耳膜向外鼓，能听清大喊的声音。第17日，能听清楚面对面交谈声音。第20日，能用右耳接听电话，治疗结束出院。

一周后患者到吉林大学第二医院耳鼻喉科检查，听性脑干反应（ABR）报告示左耳客观听阈 50dB，右耳客观听阈 30dB。

讨论　颈源性耳聋是指颈椎病引起的听力减退或丧失，属神经性耳聋范畴。颈源性耳聋的诊断应以神经性耳聋及颈椎病的诊断为基础。在此基础上，耳聋发作时间及程度与颈椎病存在关联性，颈椎病缓解时耳聋程度减轻。查体时在颈部触诊到与耳部相关的阳性反应点可增加诊断的可靠性。

该案采用针推结合的方法治疗。推拿松解类手法放松颈部软组织，解痉止痛；三向牵伸法中纵向牵伸纠正颈椎生理曲度变直及反弓；侧向牵伸纠正钩椎关节错位及侧弯；旋转牵伸纠正关节突关节错位及椎体旋转移位；定点闪正法纠正寰枢关节错位。经上述手法治疗，解除交感神经在颈部所受各种刺激，降低其兴奋性，缓解血管痉挛，恢复供血，相应症状消失。针刺风府、天柱、风池、安眠、百劳、大椎治疗颈椎病；针刺翳风、听宫、听会、天窗、中渚治疗耳聋。天窗为手太阳小肠经穴位，天窗穴位于胸锁乳突肌后缘，与喉结平，经第 4 颈椎横突前方，为椎动脉神经节之所在位置，当针刺或以拇指点压该穴时，起到交感神经阻滞作用，椎动脉及其分支迷路动脉痉挛解除，供血增加，故有耳部冒风感，推测其作用机制可能与星状神经节阻滞后眼部充血相同。

整理：刘安刚

第二部分

颈肩臂手疾病

第四章 颈 痛

第一节 不能牵引的寰枢关节半脱位

患者 男，11岁。

主诉 颈痛，活动受限1年。

病史 患者1年前走路不慎摔倒，枕部着地，致头晕、头痛、恶心、颈痛、低头及旋转不能，左上肢疼痛，遂被送到当地医院，查颈椎CT后诊断为"寰枢关节半脱位"，予颈托固定、牵引、手法复位等治疗，头晕、头痛、恶心症状消失，余症无明显变化，为求手法正骨治疗来诊。

症状 颈痛，低头、转头受限，左上肢疼痛。

体征 项僵，颈部前屈及左旋明显受限，枢椎左侧横突压痛（+），并向头部放射，左侧头下斜肌压痛（+），左侧头后大直肌压痛（+）；椎间孔释放试验（+），左侧前中斜角肌间隙压痛（+），并向左上肢放射，斜角肌压迫试验（+）。

影像 自带三维重建CT示寰椎逆时针旋转（图4-1～图4-3），寰椎后仰，寰椎前结节位于齿突尖前上方，寰枢外侧关节（左）对合不全。

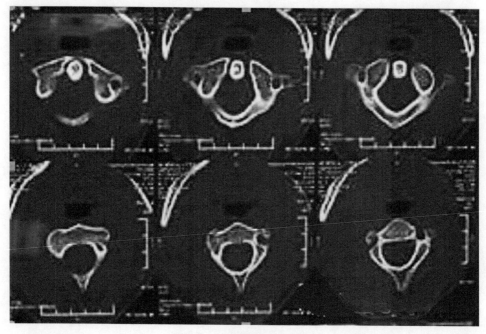

图4-1 三维重建CT（一）

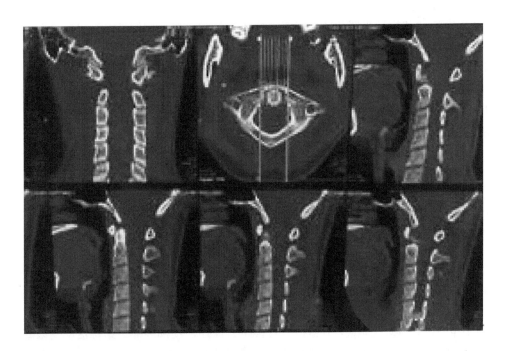

图 4-2 三维重建 CT（二）

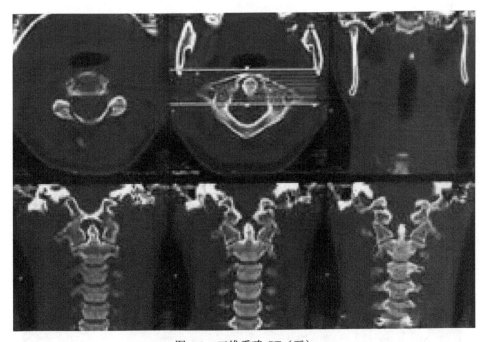

图 4-3 三维重建 CT（三）

诊断 寰枢关节半脱位（后仰+逆时针旋转）；颈椎病（神经根型）；斜角肌综合征。

治疗 停止牵引。松解颈部软组织，以枕下肌为主，行寰椎前倾加压旋转复位术。因病程较长，考虑横韧带可能挛缩，故手法宜缓不宜急。

　　讨论　寰枢关节旋转半脱位临床常见，寰椎旋转伴前倾、侧倾较多，伴后仰兼上移者实属罕见，虽同为寰枢关节半脱位，因脱位的角度、方向、程度不同，治疗方法相去甚远。

　　临床上寰枢关节半脱位治疗多首先牵引，手法多采用旋扳或旋牵复位，这些方法适用于绝大多数寰椎关节半脱位，但与本案治疗方向背道而驰，不但不能治愈患者，还可能造成寰枢关节全脱位，一旦发生，后果不堪设想。治疗方法也需要辨证选择，因人、因病、因证、因分型而有所差异。

整理：胡冠宇

第二节　寰椎骨折漏诊

　　患者　女，7 岁。

　　主诉　项部僵痛，抬头及旋转受限 2 个月余。

　　病史　2 个月前晨起出现项部僵痛，抬头及旋转不能。遂到附近诊所就诊，未经拍片诊断为"颈椎关节错位"，行颈椎扳法后剧痛难忍。次日出现斜颈，项部疼痛、活动受限。而后到当地医院就诊，以"颈椎关节错位"行推拿、理疗，项部疼痛、颈椎活动受限减轻。转到长春市某医院就诊，拍开口位、侧位 X 线片未见明显异常，未予治疗。经当地医院医生推荐来诊。

　　症状　轻度斜颈，项部疼痛，颈椎活动受限。

　　体征　轻微知更鸟畸形，左风池穴饱满，压痛（+），颈椎左右旋转明显受限。

　　影像　自带寰椎 X 线片（图 4-4）：开口位显示不清，无法读取；侧位片后弓后移伴前倾、侧倾。

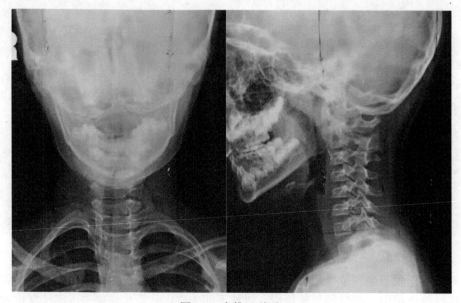

图 4-4　寰椎 X 线片

　　思考　患者斜颈畸形，可为肌源性或关节源性，X线片见寰椎后弓后移伴前倾、侧倾，高度怀疑寰枢关节异常。寰椎后弓前倾、侧倾临床较为常见，但寰椎后弓后移从未见过，考虑先天变异或者骨折移位，故建议行三维重建CT检查明确诊断。

　　颈椎三维CT见寰椎逆时针旋转移位（图4-5、图4-6），寰椎后弓部分缺如、寰椎前弓骨折、断端分离伴硬化。

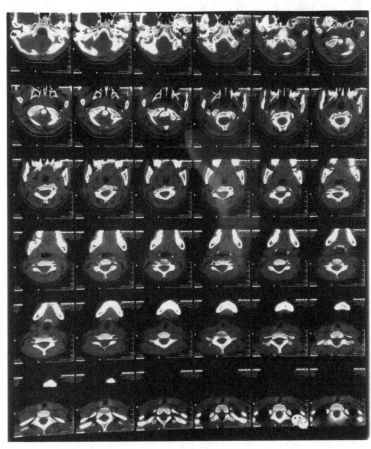

图4-5　颈椎三维CT（一）

　　诊断　寰枢关节旋转半脱位；寰椎前弓骨折（陈旧性）。

　　治疗　建议颈托固定，避免剧烈运动，到骨外专科就诊。

　　讨论　儿童斜颈有肌源性和关节源性之分。前者多见于新生儿，与胎位不正及生产时拉伤有关。后者多为寰枢关节半脱位，常发于感冒等颈部感染后姿势不良或颈部外伤之后。

　　该患者治疗后出现斜颈，开口位X线片示寰枢关节显示不清，侧位片示寰椎后弓后移，非常见疾病所能解释，加之前面2个月治疗无效，当怀疑诊断有误，必须行三维CT检查，以明确诊断。

　　患者后弓部分缺如，加之前弓骨折移位，变成左右两个漂浮的骨块，颈枕部稳定性大大下降，稍有不慎便会继发脱位引发脊髓损伤，后果不堪设想。

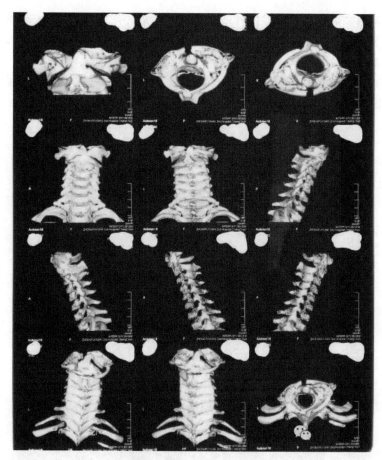

图 4-6　颈椎三维 CT（二）

整理：齐　伟

第三节　寰枢关节半脱位

患者　女，9 岁。

主诉　斜颈 1 个月余。

病史　45 日前颊部肿胀疼痛，就诊于当地医院，诊断为"腮腺炎"，予以静脉滴注抗炎药物治疗，2 周后颊部肿痛消失。继而出现斜颈、颈部疼痛、活动受限。先后到多家医院就诊，未能明确诊断。在哈尔滨某医院康复科就诊，拍颈椎三维重建 CT，确诊为"寰枢关节半脱位"，牵引等治疗方法无效，科主任推荐前来手法正骨治疗。

症状　头及项部剧痛，左侧头皮麻木，面部转向左侧，颈部不能活动，动则剧痛难忍，不能坐起及站立，卧位疼痛减轻。

体征　项部肌肉高度紧张，左侧风池穴压痛（+），并向后头部放射，头颈部固定于左旋 30°位；颈椎活动度：前屈 15°，后伸 5°，左侧屈 10°，右侧屈 5°，左旋 10°，右旋 5°。

影像 自带哈尔滨某医院三维重建 CT（图 4-7）示：寰齿前间隙增宽，寰齿侧间隙不等，寰枢外侧关节不对称，寰椎横轴与枢椎横轴成角约 30°。

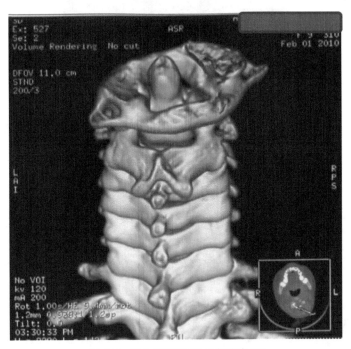

图 4-7 哈尔滨某医院三维重建 CT

诊断 寰枢关节半脱位（逆时针旋转）。

治疗 中药熏蒸热敷项部 20 分钟，手法松解颈项部肌肉，以枕下肌为主，卧位旋牵法纠正寰枢关节半脱位。

结果 22 次治疗后，头项部疼痛及左侧头皮麻木症状消失，面部朝向正前方，颈部稍有不适，活动略欠自如。查体项部柔软，无压痛，颈椎活动度：前屈 45°，后伸 40°，左右侧屈 45°，左右旋转 80°。复查三维重建 CT（图 4-8）示寰枢关节位置正常。

随访 2 个月后，全部症状消失，颈部活动如常。

讨论 寰枢关节半脱位又称寰枢关节旋转固定，指寰椎相对于枢椎旋转到一定角度后，受到关节卡顿或肌肉筋膜挛缩限制而不能回到原位。病程短者，无肌肉及筋膜挛缩，松解及复位相对简单，复位也较容易。病程长者相反，松解及复位都很困难，必须完全松解之后再行手法复位，不可强行复位，以免造成副损伤。

儿童发病多在感染传染性疾病之后，病毒或细菌侵犯十字韧带致其松弛，寰枢关节失衡，加之姿势不良或外伤而引发，也有因为外伤或自身旋转过度而发病者。寰椎关节相对移位较大，症状以斜颈和局部剧烈疼痛、活动受限为主。诊断容易，治疗时患者不易配合，难度相对较大。

成人寰枢关节半脱位多无明显诱因，为长时间姿势不良所致。寰枢关节相对移位较小，多以头晕、头痛等伴随症状为主。颈部症状轻微，无斜颈、旋转受限等典型临床表现，容易漏诊误诊。患者配合较好，治疗相对简单。

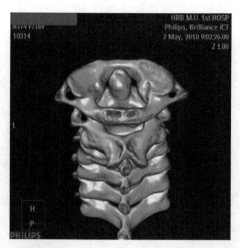

图 4-8　治疗后三维重建 CT

按语　卧位旋牵法是治疗寰枢关节半脱位的有效方法，其疗效确切，安全性高，操作简单，易于掌握。其牵伸的最大力度为患者身体与床面之间的摩擦力，太少则达不到复位之需，太大会增加医疗风险。儿童因体重过轻，身体与床面之间摩擦力太小，复位成功率较低，故此法更适用于成人。

整理：齐　伟

第四节　颈椎小关节错缝

患者　男，26 岁。

主诉　颈痛 1 个月余。

病史　1 个月前劳累后颈部疼痛，活动受限，在我科门诊以"颈椎病"治疗疼痛减轻，为求进一步治疗来诊。

症状　颈部疼痛，活动不利，颈椎右旋疼痛加重。

体征　痛点位于右侧风池穴下方。项部僵硬，$C_{2\sim3}$、$C_{3\sim4}$ 关节突关节压痛（+），颈椎主动右旋右侧疼痛加重，颈椎被动右旋右侧疼痛加重，被动上抬肩胛骨后颈椎旋转疼痛如前。

影像　颈椎 X 线片（图 4-9）示颈椎右侧弯，$C_{3\sim4}$、$C_{4\sim5}$ 双突征。

诊断　颈椎小关节错缝。

治疗　松解颈椎深层肌肉，旋转牵伸法松动 $C_{2\sim3}$、$C_{3\sim4}$ 关节突关节。

结果　颈部疼痛基本缓解，颈椎活动自如，颈椎右旋颈部疼痛消失。

讨论　颈椎小关节错缝并不少见，多混同于颈椎病治疗。本案痛点固定，位于风池穴下方，$C_{2\sim4}$ 关节突关节处，查体 $C_{2\sim3}$、$C_{3\sim4}$ 压痛（+），可以确定病位。颈椎主动右旋时右侧疼痛加重，被动上抬肩胛骨后颈椎右旋时右侧疼痛无变化，排除肩胛带肌（上斜方肌、肩胛提肌）损伤，考虑颈椎固有肌损伤或关节突关节紊乱。颈椎主动右旋时右侧疼痛加重，考虑右侧肌肉损伤或关节突关节紊乱，颈椎被动右旋时右侧疼痛无变化，排除右侧肌肉损伤，确定为关节突关节紊乱。X线片见 $C_{2\sim3}$、$C_{3\sim4}$ 双突征，与体征相符，故诊断为"颈椎小关节错缝"。

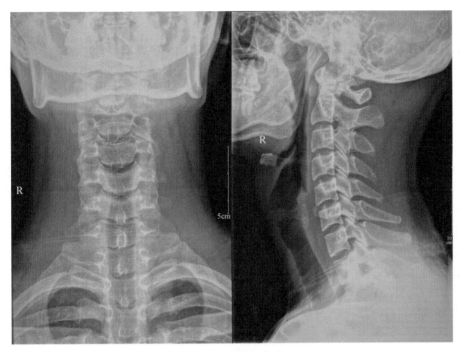

图 4-9 颈椎 X 线片

按语 颈椎病病名太大，包含内容太多，如寰枕关节错位、寰枢关节半脱位、颈椎间盘突出症、颈椎小关节错缝、颈部筋膜病、颈部肌肉损伤等。若能精确诊断，而后针对性治疗，疗效自然提高。

整理：孙雅蕙

第五节 喝酒引发的颈痛

患者 男，40 岁。

主诉 颈痛 2 个月余。

病史 2 个月前不明原因出现颈部疼痛，喝酒加重。曾到我院针灸科诊治，未能明确诊断，针刺治疗后疼痛略减轻。为求推拿治疗来诊。

症状 右侧颈胸交接处疼痛，屈肘 120° 上抬疼痛加重。

体征 项软，未触及肌紧张及关节异常。右侧颈胸交接处触及自前内向后外走行条索，约筷子粗细，压痛（+）。

思考 此方向走行肌肉只有肩胛舌骨肌。

验证 指压条索，让患者做吞咽动作，可感觉到肌肉在手下抽动，同时颈痛加重，证实推断正确。

影像 自带颈椎 X 线片未见明显异常。

诊断 肩胛舌骨肌损伤。

治疗 松解舌骨上肌群、上斜方肌。

结果 颈部疼痛消失，屈肘抬臂如常。

讨论 患者肩胛舌骨肌损伤，原因不易追溯。喝酒举杯时肩胛骨上回旋，肩胛舌骨肌被拉长且下端固定，因其讲话时间过长，舌骨升降运动反复牵张损伤肩胛舌骨肌，疼痛加剧。屈肘 120°臂上抬时肩胛骨上回旋，下拉肩胛舌骨肌，疼痛加重。

治疗时松解上斜方肌，减轻肩胛骨上回旋，肩胛舌骨肌松弛则痛减；肩胛舌骨肌较为细小，不易寻找及松解，故以松解舌骨上肌群代之。松解舌骨上肌群，舌骨下降，肩胛舌骨肌松弛，疼痛减轻。

相关解剖 肩胛舌骨肌：下腹，肩胛骨上缘有时起自肩胛上横韧带；上腹，舌骨体外侧部的下缘。功能：下降舌骨、喉。神经支配：颈袢（$C_{1\sim3}$）。二腹肌：下颌骨的二腹肌的肌窝，肌纤维向后移行于中间腱（中间腱以坚韧的结缔组织固定于舌骨体和舌骨大角的分界处）；颞骨乳突切迹。功能：①当下颌骨固定时，上提舌骨；②舌骨固定时，下牵下颌骨，协助咀嚼。神经支配：前腹，下颌舌骨肌神经支配；后腹，面神经的二腹肌肌支支配。

按语 肩胛舌骨肌为二腹肌，肌腹纤细，行程较长，极易损伤，临床并不少见，漏诊误诊较多。多表现为颈胸交接处侧方疼痛、抬肩或吞咽加重，或为吞咽困难，或为构音障碍，临床须仔细鉴别。

整理：张铭阳

第五章 肩　痛

第一节　治肩不碰肩

患者　女，50岁。

主诉　右肩疼痛、活动受限3个月。

病史　3个月前无明显诱因出现右肩疼痛、活动受限。经治无效（具体不详），患友介绍来诊。

症状　右肩疼痛、活动受限。

体征　右侧肩关节前屈、后伸正常。掌心朝下外展90°时肩部疼痛，掌心向上外展、上举正常。右侧Hawkins-Kennedy撞击试验（+）；右侧后斜角肌紧张，压痛（+）。

影像　X线片示肩关节正常；颈椎平直，略向左侧弯。

诊断　肩峰撞击综合征。

治疗　手法松解后斜角肌。

结果　肩部疼痛消失，肩关节活动如常。

回访　3个月内无复发。

讨论　肩峰撞击综合征（SIS）又称为肩峰下疼痛综合征，游泳肩等，是指肩部前屈，外展活动时，肱骨大结节与喙肩弓反复撞击，致使肩峰下间隙内的软组织发生无菌性炎症而引起的一种慢性疼痛综合征。肩峰撞击综合征为肩肱节律异常所致疾病，外展时肱骨头滚动大于滑动，肱骨与肩峰发生撞击损伤滑囊、肩袖等组织，继而引发疼痛及活动受限。肩肱节律异常与肩关节周围肌肉紧张、肩胛骨位置及肩胛胸壁关节运动异常相关。

肩胛骨位置及肩胛胸壁关节运动与胸廓的位置和形态相关。后斜角肌附着于第2肋外侧面，其紧张时可牵拉第2肋骨上抬，甚至引起胸廓倾斜及胸椎侧弯。手法松解后斜角肌，第2肋回到原位，胸廓归位且形态恢复正常，肩胛骨运动轨道恢复如初，肩胛胸壁关节运动如常，肩胛骨回归原位，肩关节运动时肩肱节律正常，上抬时肱骨不再撞击肩峰，疼痛得解，外展不再受限。

相关解剖　后斜角肌：起于$C_{5\sim7}$横突后结节，止于第2肋外面。一侧收缩使颈侧屈、旋转，双侧收缩使颈前屈，上提第1、2肋以助吸气。

肩肱节律：肩胛胸壁关节与肩关节的肌肉相互协同，完成常见动作。这种协调运动称为肩肱节律。肩关节在180°的外展中，肱骨和肩胛骨运动角度的比例大约为2∶1，即盂肱关节的外展角度为120°，肩胛胸关节为60°。肩肱节律也会存在一些个体差异，但是总体分为三个阶段。

按语　松解后斜角肌治疗简单的肩痛疗效确切，临床屡试不爽，其作用机理有待进一步研究。

第二节　肩前疼痛肩后治疗

患者　男，52岁。

主诉　右侧肩部疼痛，活动受限4个月余。

病史　4个月前无诱因出现右侧肩部疼痛，后伸时加重。经手法、针刺治疗后缓解，而后复现，迁延不愈，经朋友介绍来诊。

症状　右侧肩部疼痛，后伸受限。

体征　痛点位于肩关节前方，后伸加重。右侧肱骨头前移，肱骨头前方压痛（+）。三角肌后束紧张，压痛（+）。

诊断　肩痛。

治疗　松解三角肌后束、盂肱关节后囊，压肱屈肩法复位盂肱关节。

结果　肩部疼痛消失，肩关节后伸如常。

讨论　肩胛骨肩峰部与肱骨构成弓背，三角肌前束、中束、后束恰如三条弓弦，前弦收缩肩前屈，后弦收缩肩后伸，中弦收缩肩外展。三角肌后束紧张，肩胛骨与肱骨连接构成的弓曲度增大，弓之顶点（肱骨头）前移，牵张、挤压其前方软组织（三角肌前束、关节囊等），产生疼痛。后伸时对肩关节前方软组织牵张、挤压加重，疼痛加剧。

松解肩关节前方软组织，可暂时缓解疼痛，但不能从根本上纠正肩关节错缝、恢复肩关节前后的张力均衡，故病情反复发作。松解三角肌后束和肩关节后囊，使肩关节前后的张力均衡，有利于肩关节复位，且复位之后关节稳定。再以压肱屈肩法复位盂肱关节，进一步松解肩关节囊后部，骨正则筋柔，疼痛自消。

相关解剖　三角肌后束起于肩胛冈外侧半，止于三角肌粗隆，单独收缩可后伸、内收肩关节。肩关节为球窝关节，球大而窝小，关节囊松弛，可360°环转。关节囊一侧挛缩，可将肱骨头挤向对侧。

按语　以痛为腧是治疗痛证的有效方法，对于局部损伤而引发的疼痛效若桴鼓。若损伤另有其因，治疗必须本着"治病求因"的原则，对因施治，以求速效、久效。

整理：张　成

第三节　冰壶运动员的肩痛

患者　男，15岁。

主诉　右侧肩痛、无力1个月余。

病史　1个月前出现右侧肩部疼痛，冰壶训练后疼痛加重。针灸推拿治疗后无明显改善，为求中医治疗来诊。

症状　右侧肩部疼痛、无力，冰壶训练后加重。

体征　右侧三角肌萎缩，轻微方肩畸形。右侧三角肌后束、小圆肌、大圆肌紧张，压痛（+）。右侧肩胛冈外侧端下方触及黄豆大小结节，压痛（+）。右侧肩关节外展至水平位内收肩痛加重，右肩外展无力。

诊断 腋神经损伤。

治疗 松解三角肌后束、肱三头肌、大圆肌、小圆肌。

结果 肩关节外展水平位内收疼痛消失，自觉右肩外展力量增加。

讨论 大圆肌肌腱、小圆肌肌腱、肱三头肌肌腱与肱骨围成四边孔，其内有腋神经穿出，支配三角肌和小圆肌。患者为冰壶运动员，擦冰时肩关节快速高频屈伸及收展运动，易致构成四边孔的肌肉损伤，挤压或炎性刺激腋神经。腋神经出四边孔后行于三角肌深面，在肩关节快速运动过程中容易受到三角肌的牵张和摩擦而损伤。两者均可引起腋神经支配区域的疼痛或无力。

治疗时按揉肩胛冈下缘，三角肌后束得以松解；按揉盂下结节、肩胛骨外缘，肱三头肌、大圆肌、小圆肌得以松解；四边孔内的腋神经受到的挤压刺激减轻，其支配区域疼痛减轻，力量恢复。

相关解剖 腋神经从臂丛后束发出，伴旋后血管向后外方走行，穿四边孔后，绕肱骨外科颈至三角肌深面，支配三角肌和小圆肌。

四边孔位于腋后壁，由肱骨、肱三头肌肌腱、大圆肌、小圆肌共同围成，其内有腋神经及旋肱后动静脉穿过。外侧界为肱骨内缘，内侧界为肱三头肌长头腱外缘，上界为小圆肌下缘，下界为大圆肌上缘。

按语 治疗后疼痛消失较快，部分肌力可以恢复。但神经损伤的修复不是一蹴而就的，牵张、挤压等刺激因素解除后，还需要较长时间才能康复。针刺、电针、神经营养对其修复有促进作用。

整理：齐 伟

第六章 肘 痛

第一节 顽固性肱骨内外上髁炎

患者 男，59 岁。

主诉 右侧肘部疼痛、活动不利 5 年余。

病史 5 年前做手术过多致右侧肘部疼痛、活动不利。劳累加重，休息缓解。多次接受封闭、针灸、中西药物贴敷等治疗，或无效，或缓解一段时间后复发。为求中医治疗，经同事介绍来诊。

症状 右侧肘部疼痛，活动不利。前臂主动旋转、端提重物、推拉门窗时疼痛加剧，偶有持物无力感。

体征 圆肩驼背，胸大肌、胸小肌、肩胛下肌、后斜角肌紧张，压痛（+）。右侧肱骨内旋，肱骨头前移。上臂内、外侧肌间隔紧张，压痛（+）。肱骨内、外上髁处皮肤色白，皮下脂肪减少，压痛（+），肱桡关节外侧压痛（+），肘关节伸直受限。密尔试验（+）。前臂屈肌紧张，压痛（+）。

影像 自诉在工作医院拍摄右肘关节正侧位 X 线片未见异常。

诊断 肱骨外上髁炎；肱骨内上髁炎。

治疗 推腹，推捻法松解胸背及上肢部筋膜，按揉法松解上臂内外侧肌间隔、胸大肌、胸小肌、肩胛下肌、上斜角肌、前臂屈肌群，外旋内收法复位盂肱关节，推顶捺正法松动肘关节。

结果 治疗前视觉模拟评分法（VAS）评分 7 分，治疗后 2 分。

讨论 肱骨内、外上髁炎均为临床常见疾病，但二者同时发生的情况不多。追问病史，患者为胸外科医生，手术很多，经常在上臂前平举姿势下，重复肘关节屈伸、前臂内外旋及腕部翻转动作，致肱骨内、外上髁被过度牵张而劳损，发为肱骨内、外上髁炎。

本病因长时间劳损而发，久治不效，迁延未愈。本为一因，形成多果。果又为因，形成新果。果因交互，以致无法破一处而解全局，故采用快刀斩乱麻之法，对于所成之果，逐一破之。

驼背：背为阳、为弓，腹为阴、为弦。阳病阴治，必求于腹。推腹松筋，弦弛而弓缓，其背可平。

圆肩：肩胛骨前伸、前倾、上移，前锯肌、胸小肌、肩胛提肌、上斜方肌短缩，松解诸肌纠正肩胛骨移位。

肱骨内旋、肱骨头前移：胸大肌、肩胛下肌、大圆肌、背阔肌、三角肌后束及盂肱关节后囊短缩，松解诸肌纠正肱骨内旋，松解关节加外旋内收法复位盂肱关节。

上臂内、外侧肌间隔压痛：提示肌间隔损伤，按揉松解，减轻肱骨内、外上髁近端张力。

上臂内、外侧肌间隔分别与肱骨内、外上髁相连，其紧张可牵张肱骨内、外上髁引发损伤而疼痛。

肱桡关节外侧压痛：提示肱桡关节错缝，推顶捺正法复位肱桡关节，减小前臂屈、伸肌群张力，减轻肱骨内、外上髁远端张力。

肘关节不能伸直：与前臂屈肌紧张及肱骨内上髁损伤有关，松解前臂屈肌群，解除肘关节伸直的羁绊。

按语 对于久病或多病同发者，或可用一元论解释发病过程，但一因已经形成多果，不要期待除一因而折多果，必须逐一破之。

整理：周钰健

第二节 调肩治疗网球肘

患者 女，50岁。

主诉 右肘疼痛1周。

病史 1周前无诱因出现右侧肘部疼痛，屈肘加重，手不能持物（拿不起饭碗），休息未缓解，为求中医诊治，经朋友介绍来诊。

症状 右侧肘部疼痛，屈肘加重，不能水平位持物。

体征 圆肩驼背，右肩胛骨下回旋，肱骨外旋，肱骨头向前移位。右侧肱骨外上髁压痛（+），前臂外旋受限，密尔试验（+）。

影像 肘关节正侧位片未见骨质异常。

诊断 肱骨外上髁炎。

治疗 推捻法松解筋膜，按揉法松解肩胛提肌、上斜方肌、胸大肌、胸小肌、三角肌后束及肩关节囊后部，内旋内收法复位盂肱关节。

结果 肘部疼痛消失，活动自如，水平持物（满杯水）无疼痛。

随访 3个月后无复发。

讨论 肱骨外上髁炎又名网球肘，为临床常见疾病，诊断相对简单。临床治疗常用推拿、针刺、针刀、神经阻滞等方法。部分患者疗效欠佳，缠绵难愈或反复发作，不是疗法不佳，而是病因未除之故。

本案肱骨外上髁压痛（+），密尔试验（+），诊断为"肱骨外上髁炎"，采用常规方法治疗也会取效，但是容易反复发作。患者圆肩驼背，肩胛骨下回旋、肱骨外旋，前臂旋前，桡侧腕短伸肌被动拉长，其附着点肱骨外上髁应力增加，因损伤而疼痛。若针对损伤之肱骨外上髁治疗，只能去其标，而未能治其本，致使病情反复。

患者肘痛不剧，屈肘及持物加重，故不治其标，直取其本。松解胸大肌、胸小肌改善圆肩；松解肩胛提肌、松解及强化上斜方肌纠正肩胛骨下回旋；松解三角肌后束及肩关节囊后部、复位盂肱关节，纠正肱骨外旋及肱骨头前移。肱骨外旋纠正，前臂无须过度旋前，桡侧腕短伸肌不再过度牵张，肱骨外上髁超常应力解除，肘部疼痛自然消失。

按语 此案为肱骨外上髁炎，其痛在肘，为其标。圆肩驼背、肩胛骨下回旋、肱骨头移位、肱骨外旋是其本。本着"急则治标、缓则治本"原则，扶正肩胛骨、纠正肩关节错位，直折其本，不但效速，且能持久，治肘而不碰肘。

整理：谢海亮

第三节　肘关节伸直受限

患者　男，45岁。

主诉　左肘伸直受限6个月余。

病史　6个月前劳累后出现左肘酸痛，未经重视，逐渐发展为伸直受限，曾到外院骨科就诊，未能明确诊断，建议回家观察。而后症状渐进性加重，经同因同病的同事介绍来诊。

症状　左侧肘关节酸胀，伸直受限，电脑工作时间长酸胀加重。

体征　左侧肘关节形态正常，无肿胀。主动伸直受限（图6-1）。左侧肱肌、肱二头肌、喙肱肌紧张，压痛（+），双侧上肢肌力正常，肱二头肌肌腱、肱三头肌肌腱及桡骨膜反射正常，霍夫曼征（-）。

影像　自诉外院肘关节CT片未见明显异常。

诊断　肘关节僵直。

治疗　手法松解肱肌、肱二头肌、喙肱肌、肱三头肌，松动肘关节。

结果　肘关节主动伸直接近正常（图6-2）。

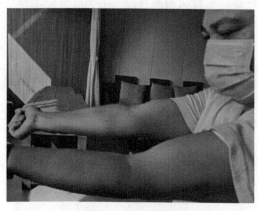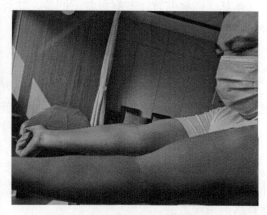

图6-1　主动伸直受限　　　　　　　图6-2　肘关节主动伸直接近正常

按语　患者长期使用电脑工作，本来是右利手，为开发右脑故意用左手持鼠标。因左手灵活性差，用鼠标过程中肘关节不能像右手一样屈伸自如，长期固定于半屈肘位，日久肘部屈肌，将肘关节弹定固定于屈肘位，伸直受限。因病程较长，关节周围韧带及关节囊随之挛缩，主动伸直受限。患者经常自行强行伸展，肘部肌肉、韧带和关节囊虽有挛缩，尚未机化粘连，为后续治疗打下了很好的基础。

查体见肱肌、肱二头肌、喙肱肌同时紧张，压痛（+），此三条肌肉同时接受肌皮神经支配，考虑与肌皮神经受卡压有关。肌皮神经穿喙肱肌，若喙肱肌紧张卡压肌皮神经，其支配的三条肌肉肱肌、肱二头肌、喙肱肌会同时紧张。故治疗松解屈肘关节的肱肌和肱二头肌时，松解喙肱肌，解除其对肌皮神经的卡压，阻断屈肘肌的神经源性肌紧张。

相关解剖 肱肌：起于肱骨远侧半前缘，止于尺骨粗隆和冠突。主要功能为屈肘，为单关节肌，具有稳定肘关节的作用。受肌皮神经（$C_{5\sim7}$）支配。

肱二头肌：长头起自肩胛骨盂上结节，短头起自肩胛骨喙突，两头合并成一个腹肌下行，止于桡骨粗隆和前臂筋腱膜。肱二头肌起止点跨越了肘关节和肩关节两个，因此肱二头肌既可以使肘关节屈曲和旋外，也可以使肩关节前屈、外展和水平内收。受肌皮神经（$C_{5\sim7}$）支配。

喙肱肌：起于肩胛骨喙突尖，止于肱骨内侧缘的中点。主要功能为使肩关节屈曲、内收。受肌皮神经（$C_{5\sim7}$）支配。

肌皮神经：肌皮神经由 $C_{5\sim7}$ 神经纤维组成。肌皮神经是外侧束外侧头的终末支，从臂丛外侧束发出后，向外下方在喙突下斜穿喙肱肌，后于肱二头肌与肱肌之间下行，沿途发出分支支配以上三肌，在肘横纹上方约 3cm 处，经肱二头肌与肱桡肌间隙穿过深筋膜支配前臂外侧皮肤。

整理：黄 平

第七章 手 痛

第一节 行走加重的小指麻木

患者 女，49岁。

主诉 左手小指麻木2个月。

病史 颈部不适、胸闷气短多年，近2个月出现左小指麻木，行走加重。经治未愈，为求中医治疗来诊。

症状 左侧小指麻木，行走加重，颈部不适，时有胸闷气短。

体征 左侧缺盆饱满，前中斜角肌间隙压痛（+），向小指放射，斜角肌压迫试验（+），椎间孔释放试验（−）。

影像 颈椎X线片：左侧$C_{3\sim4}$椎间孔狭窄。

诊断 斜角肌综合征。

讨论 患者锁骨上窝饱满，斜角肌间隙压痛（+），向小指放射，斜角肌压迫试验（+）。诊断为"斜角肌综合征"。

斜角肌是呼吸辅助肌，行走时呼吸加快，斜角肌上提肋骨助呼吸，第1肋上移致斜角肌间隙变小，构成尺神经的$C_7\sim T_1$神经根在臂丛的最下部，肋骨上提时最先受到卡压，故小指麻木加重。

X线片见$C_{3\sim4}$椎间孔狭窄，可卡压C_4神经，小指非C_4神经支配区域，排除"神经根型颈椎病"诊断。C_4为膈神经的主要组成部分，受压后膈肌运动能力下降，可致胸闷气短，此患"胸闷气短"可能与之有关。

相关解剖 斜角肌间隙：由前斜角肌、中斜角肌和第1肋构成，有臂丛神经和锁骨下动脉通过。

整理：龙天雷

第二节 仰头加重的小指麻木

患者 女，39岁。

主诉 左手小指麻木15天。

病史 长期颈肩部不适，15天前无诱因出现左手小指麻木，仰头加重。未经治疗，朋友介绍来诊。

症状 颈部不适，左小指麻木。

体征 C_7颈椎棘突左侧旁开2cm压痛（+），椎间孔释放试验（−），臂丛神经牵拉试验（+），斜角肌挤压试验（−）。

影像 颈椎 X 线片见 C_7~T_1 左侧椎间孔狭窄。

诊断 神经根型颈椎病。

讨论 患者 C_7 棘突旁压痛（＋），臂丛神经牵拉试验（＋），加之后仰小指麻木加重，考虑椎间孔挤压神经根所致，颈椎 X 线片见 C_7~T_1 左侧椎间孔狭窄，诊断为"神经根型颈椎病"。

后仰小指麻木加重，相当于椎间孔挤压试验（＋）。小指已处于麻木状态，不宜再做椎间孔挤压试验。故做椎间孔释放试验，阴性结果似乎与神经根型颈椎病不符，其实不然，神经受压过久，压迫解除后麻木不会马上消失，故检查表现为阴性。

相关解剖 尺神经：由 C_7、C_8、T_1 神经根合成，自臂丛内侧束发出后，经腋动、静脉之间出腋窝，继而穿内侧肌间隔至臂后区内侧继续下行，入肱骨内上髁后方的尺神经沟。由后向前穿过尺侧腕屈肌的起点，行至前臂前内侧，伴尺动脉于尺侧腕屈肌与指深屈肌之间下行至腕关节上方发出手背支，主干在豌豆骨桡侧、屈肌支持带浅面，分为浅深两支，经掌腱膜深面、腕横韧带浅面进入手掌。

尺管：位于豌豆骨桡侧和钩骨间隙内，内有尺动脉深支和尺神经深浅两支穿行。

椎间孔动态变化：颈椎前屈时，上位椎体的下关节突向前上滑动，椎间孔上部的上下径和前后径增大；颈椎后伸时，上位椎体的下关节突向后下滑动，椎间孔上部的上下径和前后径变小。

整理：龙天雷

第三节 尺管综合征

患者 男，48 岁。

主诉 左小指麻木 1 个月。

病史 3 年前不明原因出现左小指麻木，时有发作，3 日内可自愈。1 个月前症状复现，至今未缓解，为求中医治疗来诊。

症状 左侧小指麻木。

体征 左小指及无名指尺侧感觉减弱，尺管处触及豆粒大小结节，压痛（＋），蒂内尔（Tinel）征（＋），颈部相关检查未见异常。

影像 自带颈椎 X 线片未见明显异常。

诊断 尺管综合征。

讨论 小指为尺神经支配区域，尺神经损伤或走行过程中受到压迫可引起小指麻木。尺神经的根、丛、干都可以受到卡压，常见卡压点有椎间孔、斜角肌间隙、肋锁间隙、上臂内侧肌间隔、肘管、尺管等。

本案尺管处触及结节，压痛（＋），蒂内尔征（＋），确诊为尺管处有神经卡压，颈部相关检查排除椎间孔及胸廓出口卡压点，诊断为尺管综合征。

相关解剖 豌豆骨桡侧和钩骨是构成尺管的骨性结构，上覆盖豆钩韧带，内有尺动脉和尺神经深浅两支穿行。

按语 尺神经支配全部骨间肌，尺神经损伤后虎口处肌肉萎缩明显，常被误诊为"桡神经损伤"或"正中神经损伤"。

整理：龙天雷

第四节　心理源性疼痛

患者　女，73岁。

主诉　右前臂及拇指灼痛1个月。

病史　1个月前无诱因出现右前臂桡侧及拇指背侧持续性灼痛，曾前往北京、上海等地医院就诊，均诊断为"颈椎间盘突出症"，均建议手术治疗，患者拒绝，为求中医治疗来诊。10年前曾患"颈椎间盘突出症"，致右上肢麻木疼痛，行颈椎后路椎板切除减压术治疗，术后症状消失。

症状　右侧前臂及拇指背侧灼痛，夜间加重，睡眠欠佳。

体征　焦虑面容，表情痛苦，面色苍白，扶入诊室。右侧肱骨外上髁压痛（+），桡侧腕长伸肌、腕短伸肌紧张，压痛（+），列缺穴（+），握拳尺偏试验（+），右侧上肢皮肤感觉正常，霍夫曼征（−）。

诊断　肱骨外上髁炎；桡骨茎突狭窄性腱鞘炎。

治疗　首诊手法松解右侧桡侧腕长伸肌。

结果　松解后略有缓解，次日反馈无效。

治疗　二诊针刀松解右侧桡骨茎突部腱鞘。

结果　松解后略有缓解，次日反馈无效。

治疗　三诊针刀松解肱骨外上髁、桡侧腕长伸肌、腕短伸肌激痛点。

结果　松解后略有缓解，次日反馈无效。

处置　建议先到精神病院解除焦虑状态再来就诊。

复诊　4个月后因"腰痛"来诊，右前臂及拇指灼痛已痊愈，查体腰方肌压痛（+），诊断为"急性腰扭伤"，松解腰方肌后腰痛缓解。

问：右前臂及拇指灼痛如何治愈的？

答：在精神病医院诊断为"重度焦虑"，静脉滴注抗抑郁药（具体不详）治疗，3天后右前臂及拇指灼痛消失。

讨论　患者右前臂桡侧及拇指背侧持续灼痛，此区域为前臂外侧皮神经及桡神经皮支支配区域，前臂外侧皮神经与桡神经皮支相交通，桡神经于肱桡肌与桡侧腕长伸肌之间下行，触诊右侧桡侧腕长伸肌压痛（+），考虑可能因为桡侧腕长伸肌紧张，卡压桡神经引起疼痛。松解桡侧腕长伸肌，结果无效。再考虑桡骨茎突狭窄性腱鞘炎引起的疼痛可向手或前臂传导，针刀松解腱鞘，结果无效。最后考虑激痛点，桡侧腕长伸肌及桡侧腕短伸肌激痛点的引传痛可向前臂桡侧及拇指背侧区域延伸，针刀松解相关激痛点，结果无效。

每次治疗后症状略有缓解，次日便告无效，考虑可能与患者焦虑状态有关，故建议前往精神病医院诊治。患者静脉滴注抗抑郁药物而愈，证实其疼痛确与焦虑相关。

按语　当前社会工作和生活压力较大，焦虑抑郁患者日益增多，临床要注意发现，做好分诊。若此患接受手术治疗，不但不能治疗手痛，还会带来更大的身心损害及经济损失。

整理：李中旭

第八章 肩臂痛

第一节 无法天鹅飞舞的肩痛

患者 女，54岁。

主诉 右侧肩部疼痛15天。

病史 15天前跳舞后出现右侧肩部疼痛，活动加重。曾到附近医院就诊，以"肩关节周围炎"治疗多次未愈，为求推拿治疗来诊。

症状 右侧肩部疼痛，活动加重。

体征 右侧上臂上部前内侧触及纵行条索，压痛（+）。跳舞时做天鹅飞舞（肩外展70°、肘关节屈曲100°、掌心向后下，做掌心下压后滑）动作疼痛加剧。

影像 右侧肩关节正位片未见骨质异常。

诊断 喙肱肌损伤。

治疗 松解喙肱肌，一次而愈。

讨论 患者主诉肩痛，误诊为"肩关节周围炎"，实为喙肱肌损伤，治疗自然无效。通过仔细触诊加上疼痛加重的动作分析，确定损伤结构为喙肱肌，予以针对性治疗，自然事半功倍。

喙肱肌起于肩胛骨喙突，止于肱骨中部内侧，有屈曲肩关节和内收上臂的作用。患者跳舞时做天鹅飞舞动作是肩关节后伸、上臂外展动作，此时喙肱肌被拉长，故疼痛加重。

相关解剖 起于肩胛骨喙突，止于肱骨中部内侧。功能为屈肩及上臂内收。受肌皮神经支配（$C_{5\sim7}$）。

整理：张成

第二节 不能提裤子的肩臂痛

患者 女，63岁。

主诉 左侧肩臂疼痛、活动受限2个月余。

病史 2个月前因秋收过劳后出现左侧肩臂疼痛，活动受限，提裤子时疼痛加重不能发力，以右手替代完成，亲属介绍来诊。

症状 左侧肩及臂部前方疼痛，活动受限，左手不能提裤子。

体征 痛区位于肩关节前方，左侧上斜方肌、三角肌前束、肱二头肌、喙肱肌紧张，压痛（+）。左侧肩峰低于右侧，肩部无明显肿胀。肩关节主动前屈100°、后伸45°；被动前屈160°、后伸50°。

影像 肩部 X 线片（图 8-1）见左侧肩胛骨内角高耸、外角下移、肩胛骨下回旋。

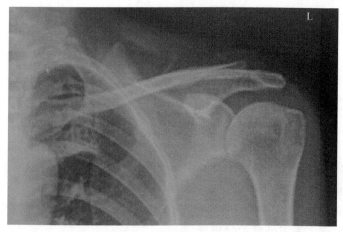

图 8-1 肩部 X 线片

诊断 上斜方肌损伤（左）。

治疗 手法松解并强化上斜方肌。

结果 左侧肩臂疼痛消失，提裤子如常。

治疗 手法松解三角肌、肱二头肌、喙肱肌。

结果 松解后三角肌前束、肱二头肌、喙肱肌压痛基本消失。

按语 提裤子动作可分解为耸肩、肩关节后伸和肘关节屈曲。患者肩胛骨下回旋、上斜方肌损伤，则耸肩无力。肩关节后伸和屈肘依次代偿耸肩不足。肩关节过度后伸，损伤的三角肌前束、肱二头肌、喙肱肌被牵张而疼痛。

治疗时松解并强化上斜方肌，肩部气血得通，肩胛下回旋得以纠正，提裤子时肩关节无须代偿耸肩不足而过度后伸，三角肌前束、肱二头肌、喙肱肌不再受到过度牵张，疼痛不再出现。但三处肌肉已经损伤，仍需手法松解，加速血液循环，促其快速修复。肱二头肌既是屈肘的主动肌，又是肩关节伸展的拮抗肌，故损伤概率更大。

相关解剖 斜方肌：位于项部和背部的皮下，一侧呈三角形，左右两侧相合成斜方形。斜方肌将上肢带骨与颅底和椎骨连在一起，起悬吊上肢带骨的作用。斜方肌起于枕外隆凸、上项线、项韧带、第 7 颈椎及全部胸椎棘突。纤维分为上、中、下三部分，分别止于锁骨外侧 1/3、肩胛冈和肩峰。其近固定时上部纤维收缩，使肩胛骨上提、上回旋；中部纤维使肩胛骨内收；下部纤维收缩，使肩胛骨下降、上回旋。受副神经及颈神经（C_3、C_4）支配。

三角肌：位于肩部皮下，从前、后、外侧包裹着肩关节，是一块多羽状肌，前部肌束起自锁骨外侧半，中部肌束起自肩峰，后部肌束起自肩冈。主要功能：前束使肩关节前屈，肱骨内旋，肩关节水平内收；中束使肩关节外展；后束使肩关节后伸，肱骨外旋，肩关节水平外展。受腋神经支配。

喙肱肌：起于肩胛骨喙突尖，止于肱骨内侧缘的中点。主要功能为使肩关节屈曲、内收。受肌皮神经（$C_{5\sim7}$）支配。

肱二头肌：长头起自肩胛骨盂上结节，短头起自肩胛骨喙突，两头合并成一个肌腹下行，止于桡骨粗隆和前臂筋腱膜。肱二头肌起止点跨越了肘关节和肩关节，因此肱二头肌既可以使肘关节屈曲和旋外，也可以使肩关节前屈、外展和水平内收。受肌皮神经（C$_{5~7}$）支配。

整理：黄平

第三节　麻木不是神经损伤的专利

患者　女，56 岁。

主诉　背部疼痛、左上肢麻木 15 天。

病史　15 天前无诱因出现左肩胛间区疼痛，夜间尤甚，伴左上肢麻木，睡觉只能右侧卧位，口服去痛片（具体不详）无效，曾在当地医院诊断为"颈椎错位"，推拿治疗后背痛略有减轻，左上肢麻木无变化。为求中医治疗来诊。

症状　上背部疼痛，左上肢麻木。

体征　项部肌肉紧张，左风池穴压痛（+），椎间孔挤压释放试验（−），斜角肌压迫试验（−），T$_{3~5}$ 棘突压痛（+），叩击痛（+），并向左上肢放射，捏起左侧肩胛骨脊柱缘与胸椎棘突间筋膜，T$_{3~5}$ 棘突叩击痛（+），无上肢放射痛。

影像　颈椎 X 线片示颈椎退行性改变，寰齿间隙不对称。胸椎 MRI（患者面容憔悴，颧红，消瘦，肩胛间区疼痛，夜间尤甚，T$_{3~5}$ 棘突压痛（+），叩击痛（+），待除外结核或肿瘤，故查胸椎 MRI，结果示胸椎退行性变。

诊断　寰枢关节紊乱；胸椎棘突过敏症；左上肢筋膜病。

治疗　松解左肩及上肢筋膜。

结果　左上肢麻木消失。

治疗　刃针松解 T$_{3~5}$ 棘突，寰枢关节紊乱未引发临床症状，暂不处理。

结果　背部疼痛明显减轻，压痛（−），叩击痛（−），无放射痛。

讨论　椎间孔挤压释放试验（−），斜角肌压迫试验（−），证实左上肢麻木与颈部神经无关。T$_{3~5}$ 棘突压痛（+），叩击痛（+），并向左上肢放射，证实左上肢麻木与 T$_{3~5}$ 相关；胸椎与支配上肢的臂丛神经无关，排除神经因素，考虑"筋膜病变"。捏起左肩胛骨脊柱缘与胸椎棘突间筋膜，胸椎叩击痛（+），无上肢放射痛，证实放射痛通过筋膜传导。松解肩部及左上肢筋膜，左上肢麻木自然消失，再次印证上肢麻木与颈椎、胸椎无关。

筋膜病属中医学"皮痹"范畴，其产生麻木机制及其与神经损伤所致麻木的鉴别有待进一步研究。中医认为"气虚则麻，血虚则木"。筋膜病变所致的麻木或由筋膜张力异常，致气血运行不畅，远端气血亏虚而发为麻木。治疗时松解筋膜，壅塞得通，气血得充，麻木自然消退。

整理：李中旭

第四节　辨构诊治神经根型颈椎病

患者　男，37 岁。

主诉　颈痛、双上肢麻木 7 天。

病史　7 天前无诱因出现颈痛、仰头双上肢后侧麻木。曾在当地附近医院就诊，拍 X 线片后诊断为"颈椎病",为求推拿治疗,经人介绍来诊。

症状 颈部疼痛,仰头双上肢后侧麻木。

影像 自带 X 线片示颈椎平直,下段略反弓,$C_{4\sim5}$ 椎间孔狭窄,$C_{5\sim6}$、$C_{6\sim7}$ 关节突关节紊乱。

体征 项部僵硬,$C_{5\sim6}$、$C_{6\sim7}$ 关节突关节压痛(+);椎间孔挤压试验(+),双上肢肌力及皮肤感觉正常,腱反射存在,病理反射未引出。颈椎后伸受限,加力后伸则双上肢后侧麻木;拇指推压 $C_{6\sim7}$ 棘突向前下,颈椎后伸双上肢无麻木。

诊断 颈椎病(神经根型)。

治疗 按揉法松解颈部肌肉筋膜,旋转牵伸法纠正 $C_{5\sim6}$、$C_{6\sim7}$ 关节突关节紊乱,垂直牵伸法纠正下段颈椎反弓,压 $C_{6\sim7}$ 棘突后伸法恢复颈椎正常后伸模式。

结果 颈痛消失,后仰双上肢无麻木。

讨论 颈椎下段反弓、$C_{5\sim6}$、$C_{6\sim7}$ 关节突关节紊乱,下颈段处于锁定状态,颈椎后伸时 C_5 以下椎体不能依次后倾后移,C_4 代偿过度后倾后移,致 $C_{4\sim5}$ 椎间孔进一步狭窄,C_5 神经根受卡压,引发双下肢麻木。

$C_{4\sim5}$ 椎间孔狭窄、下颈段反弓、$C_{5\sim6}$ 及 $C_{6\sim7}$ 关节突关节紊乱、仰头是引发双上肢麻木的四个要素。仰头无法避免,$C_{4\sim5}$ 椎间孔狭窄为先天狭窄加退变所致,也是不可变因素。治疗只能从下颈段反弓、$C_{5\sim6}$、$C_{6\sim7}$ 关节突关节紊乱入手。

旋转牵伸法纠正关节突关节紊乱,垂直牵伸法纠正颈椎下段反弓,恢复颈椎正常形态及结构;而后拇指推压 $C_{6\sim7}$ 棘突向前下让患者主动后伸颈椎,恢复颈椎正常运动模式;C_4 不再超范围向后下滑动,C_5 神经根不再受到挤压,双上肢麻木不再出现。

按语 只有精通解剖与功能解剖,找到疾病的损伤结构及结构损伤的原因,精确诊断疾病,才能用最简单、有效的方法治疗。

整理:李中旭

第五节　羽毛球臂综合征

患者 女,51 岁,教师。

主诉 左上肢不适、无力 4 个月余。

病史 4 个月前打羽毛球后出现左上肢发凉,麻痛无力。休息后逐渐缓解,打球症状加重。

症状 左上肢不适伴无力感,打球加重。

体征 左肩略低于右侧,肩部无明显压痛,左侧上肢温度略低于右侧,皮肤感觉正常,左侧腱反射弱于右侧,病理反射未引出。斜角肌压迫试验(+),耸肩左上肢不适感减轻,挺胸、压肩出现左上肢麻痛无力,左侧桡动脉搏动弱于右侧。

影像 颈椎正侧双斜位 X 线片未见明显异常。

诊断 羽毛球臂综合征(斜角肌综合征+肋锁综合征)。

治疗 松解前中后斜角肌、胸大肌、锁骨下肌、肩胛下肌,松解强化上斜方肌。

结果 左上肢不适感消失,无力感明显减轻。

医嘱 严格规范打羽毛球动作，双臂上举，转身引拍，避免挺胸压肩动作。

讨论 平时正常，打羽毛球后出现左上肢不适、发凉及无力等症状，可知发病与打球相关。患者右手持拍，症状在左侧，可知其与击球动作无关。

患者左侧肩胛骨下回旋，带动锁骨外侧端下移，肋锁周围夹变窄，平时对臂丛神经及锁骨下动静脉有轻微压迫，出现左上肢不适、无力，耸肩压迫减轻，左上肢不适感减轻；挺胸压肩对神经血管压迫加重，左上肢麻痛无力、左侧桡动脉搏动减弱。

右手引拍击球时，应先向右侧转身，左手同时举臂与右手保持平衡。患者打球未经过正规学习，引拍时左手垂于体侧，加之引拍时躯干右转，左肩相对向后下移动，锁骨与每一肋骨之间间隙（肋锁周围夹）进一步变窄，其间穿行的锁骨下动静脉及其周围的臂丛神经受到挤压，压迫臂丛神经可引起上肢运动及感觉异常，压迫血管可引起桡动脉搏动减弱或消失、水肿及静脉血栓形成，上肢动脉供血减少，则温度下降。羽毛球运动量较大，呼吸急促，易致辅助呼吸的斜角肌紧张，拉胸廓向上，第1肋随之上移，前中斜角肌间隙变窄，挤压锁骨下动脉和臂丛神经，相应症状加重。

斜角肌综合征与肋锁综合征并发，打羽毛球则发，停止打球后自行消失，故称为"羽臂综合征"。

相关解剖 肋锁周围夹：锁骨与第1肋间隙，位于锁骨下面与第1肋的上部。在这个层面，臂丛在锁骨下动脉的周围，并与第1肋相近。在肩部下降并后展时，肋锁周围夹将收缩。

斜角肌间隙：位于颈根部，胸锁乳突肌深面。由前、中斜角肌和第1肋上面围成。有锁骨下动脉及其伴行的臂丛神经根通过。臂丛5条神经根在锁骨下动脉的上方，共同经过斜角肌间隙向外下方走行。

按语 本人是羽毛球爱好者，也有此症。球友有此病者亦不在少数，因打球结束后症状自然消失，故多不就诊。

整理：孟庆森

第六节　一提引发四种疾病

患者 女，42岁。

主诉 右肘疼痛1周。

病史 1周前提重物时拉伤，致右肘疼痛，继而右上肢肿胀、发凉，休息后未缓解，经人介绍来诊。

症状 右肘疼痛、右上肢肿胀、发凉。

体征 颈椎向右侧屈，右侧肩胛骨下回旋，右上肢肿胀，皮肤苍白，皮温略低，右侧前、中斜角肌紧张，斜角肌压迫试验（+）；右前臂处于旋前位，前臂旋后肘部疼痛加重，肱桡关节处压痛（+）；右侧肱骨外上髁压痛（+），密尔试验（+）。

诊断 斜角肌综合征；肋锁综合征；肱桡关节错缝；肱骨外上髁炎。

讨论 右上肢发凉、皮肤苍白、怕冷，考虑锁骨下动脉受压，供血不足所致。右手负重时，颈椎向左侧屈，导致右侧斜角肌被拉伤，损伤之后的斜角肌发生痉挛性保护，牵拉颈椎向右侧屈，同时挛缩的斜角肌上提第 1 肋，使前中斜角肌间隙变小，卡压穿行其中的臂丛神经及锁骨下动脉，引起右上肢供血不足，出现肢体发凉，怕冷，皮肤苍白等症状，诊断为"斜角肌综合征"。

右上肢肿胀，考虑上肢静脉回流受阻所致。手提重物牵拉肩胛骨致其下回旋，锁骨肩峰端随之下移，锁骨与第 1 肋之间的间隙变小，压迫经过锁骨下肌下方腋静脉，上肢静脉回流受阻，致上肢肿胀，诊断为"肋锁综合征"。

右侧肘部疼痛，旋后疼痛加重，肱桡关节处压痛（+），诊断为"肱桡关节错缝"，本证因提重物时过度牵拉所致，发于成人，与小儿桡骨小头半脱位同理。

右肱骨外上髁处疼痛，压痛（+），密尔试验（+），诊断为"肱骨外上髁炎"，亦为提重物时桡侧腕短伸肌过度牵拉肱骨外上髁所致。

按语 此案一因多果，诊治时要对所有临床症状逐一追本溯源，以免漏诊漏治。

整理：赵春强

第七节 体格检查也有禁忌证

患者 女，49 岁。

主诉 颈痛、双下肢无力 3 年，右上肢无力 7 天。

病史 3 年前不明原因出现颈部疼痛、双下肢无力，经治（具体不详）减轻，时有反复。7 天前搬重物后出现右上肢无力，遂到当地医院就诊，拍 MRI 后诊断为"颈椎间盘突出症"。为求中医治疗来诊。

症状 颈部疼痛，双下肢无力，右上肢无力。

体征 项僵，左侧肱二头肌肌腱、肱三头肌肌腱反射亢进，右侧上肢腱反射未引出，左霍夫曼征（+），双侧巴宾斯基征（+）。

影像 自带 MRI 示 $C_{5\sim6}$ 椎间盘突出，相应节段脊髓受压。

诊断 颈椎间盘突出症。

处置 建议手术治疗。

抱怨 我右胳膊一点儿都抬不起来了。

思考 右上肢无力可能与颈椎间盘突出症无关。

问：右上肢无力怎么引起的？

答：抬重物之后出现，无力但能够抬起来，到医院看病，医生"按完"就抬不起来了。

问：做治疗了？

答：没有治疗，检查时按脖子了。

思考 上肢无力可能为搬重物导致的臂丛神经损伤，查体时按颈椎理论上不会导致损伤加重，或为牵张所致。

问：医生有没有拉你的胳膊（让学生示范臂丛神经牵拉试验）？

答：有啊，就是这样"按"的！

思考 臂丛牵拉试验加重臂丛神经损伤。

补充诊断 右侧臂丛神经损伤。

处置 建议到神经外科诊治，或可行臂丛神经探查术。

讨论 患者颈痛、双下肢无力，考虑颈椎间盘突出，压迫脊髓。查体腱反射亢进，病理反射存在，MRI 见颈椎间盘突出压迫脊髓，诊断为"颈椎间盘突出症"，建议患者手术治疗。

患者起身要离开时抱怨："胳膊一点儿都抬不起来"。 此时想起第二主诉："右上肢无力 7 天"。据抬重物与右上肢无力出现的时间推断，单侧上肢无力来源于外伤，与椎间盘突出压迫脊髓无关，考虑"臂丛神经拉伤"。患者提及医生按完就一点儿也抬不起来了，以为推拿治疗后加重，患者否认"推拿治疗"，说只是检查时用手按了脖子。详询得知是臂丛神经牵拉试验让已经损伤的臂丛神经雪上加霜。补充"臂丛神经损伤"诊断。

按语 临床疑似臂丛神经损伤的患者，必须慎用臂丛神经牵拉试验。查体和治疗一样有禁忌证，操作不当也会发生医疗事故。

整理：麻东阳

第三部分

胸腹内脏疾病

第九章 胸 胁 痛

第一节 颈源性胸椎痛

患者 男，33岁。

主诉 背部疼痛2年余。

病史 2年前因负重过多致背部疼痛，数次外院就诊未能明确诊断，予推拿、针灸、外敷膏药等治疗无明显疗效，为求中医治疗来诊。

症状 背部正中疼痛，颈椎前屈、后伸背痛加重。

体征 $T_{5\sim7}$ 棘突压痛（+），前屈时痛点位于 $T_{5\sim7}$ 棘突，后伸时痛点位于 $T_{5\sim7}$ 棘突两侧。项部僵硬，双侧肩胛提肌紧张，压痛（+）；双侧后斜角肌紧张，压痛（+），双侧 $C_2\sim C_7$ 横突后结节压痛（+），颈椎前屈、后伸运动模式异常。

影像 胸椎正侧位片示胸椎轻微向左侧弯，余未见明显异常。

诊断 颈椎病；棘上韧带损伤；胸椎小关节紊乱。

治疗 骨突按揉法松解后斜角肌、肩胛提肌、胸部多裂肌，坐位提拉法松动胸椎小关节。

结果 松解后斜角肌，颈椎后伸时背痛无加重；松解肩胛提肌，颈椎前屈时背痛未加重。松动胸椎小关节背痛消失，自觉轻松，灵活性增加。

按语 患者背部 $T_{5\sim7}$ 区域中线部疼痛，$T_{5\sim7}$ 棘突压痛（+），颈椎前屈加重，诊断为"棘上韧带损伤"。背部 $T_{5\sim7}$ 棘突两侧疼痛，$T_{5\sim7}$ 棘突两侧压痛（+），颈椎后伸加重，X线片见胸椎侧弯，诊断为"胸椎小关节紊乱"。项部僵硬，双侧肩胛提肌紧张，压痛（+），双侧后斜角肌紧张，压痛（+），双侧 $C_2\sim C_7$ 横突后结节压痛（+），颈椎前屈、后伸运动模式异常，结合多年颈椎病病史，诊断为"颈椎病"。本案以胸椎部位疼痛为主症，颈椎前屈、后伸均可加剧背部疼痛，可见颈椎是背部疼痛之源，故将"颈椎病"列为第一诊断。背部疼痛与颈椎病变密切相关，称之为"颈源性胸椎痛"。

颈椎前屈时，棘上韧带自上而下依次延展，由于肩胛提肌紧张，$C_{1\sim4}$ 颈椎灵活性下降，不能依次向前屈曲，项韧带应力增加，过度牵张 $T_{5\sim7}$ 棘突附着点疼痛加重。故松解肩胛提肌后前屈背痛不再加重。颈椎后伸时，关节突关节依次向后下滑动，由于后斜角肌紧张，$C_{5\sim7}$ 灵活性下降，后伸不足，后伸之力下传至 $T_{5\sim7}$ 关节突关节，压力增加而疼痛加重，故松解后斜角肌后伸背痛不再加重。

患者胸椎侧弯，灵活性下降，应力传导障碍，成为棘上韧带张力及关节突关节压力易于聚集之地。松解胸部多裂肌，松动胸椎小关节，虽不能完全纠正胸椎侧弯，但可纠正小关节错缝，增加小关节灵活性，分散牵张和挤压应力的聚集，解除背部疼痛。

相关解剖 肩胛提肌：起于 $C_{1\sim4}$ 横突，止于肩胛骨的内上角，单侧收缩可使颈部向同侧侧屈和向同侧旋转，双侧收缩使颈部后伸，肩胛提肌因长时间低头易受损伤，出现高张力，引起耸肩。

后斜角肌：起于 $C_{5\sim7}$ 横突后结节，止于第 2 肋外面，单侧收缩可使颈部向同侧侧屈和向同侧旋转，具有稳定颈椎，上提第 2 肋，辅助呼气的功能。

颈椎前屈时，上位椎体向前倾斜、滑动，压迫椎间盘前缘，把髓核推向后方。上位脊柱的前倾则借助下位脊柱前缘的平坦区来完成。前屈时，上位脊椎的下关节面向前上方滑动，关节间隙的后下方打开。

颈椎后伸时上位椎体向后倾斜、滑动，椎间隙后方较前方变得更加狭窄，髓核被推到前方。后伸时，关节突关节前方的间隙被打开，上位颈椎的下关节面相对于下位颈椎的上关节面向后下方滑动。

整理：黄 平

第二节 骨折源性胸胁痛

患者 女，51 岁。

主诉 左侧胁肋部疼痛 1 个月余。

病史 1 个月前做瑜伽致左侧胁肋部不适，自我按摩胁肋部痛点时听到"咔吧"声，而后胁肋部疼痛加剧，遂到附近医院急诊科就诊，查三维 CT 诊断为"左侧第 11 肋不全骨折"，予内服及外敷药物治疗，嘱其卧床休息，避免剧烈运动。1 个月后症状无缓解，为求中医诊治来诊。

症状 左侧胁肋部疼痛，深呼吸及活动加重。

查体 确认胁肋部最痛点在左侧第 11 肋尖端，压痛（+），按压第 11 肋近横突尖处胁肋部疼痛消失。

影像 自带三维 CT（图 9-1）报告：左侧第 11 肋不全骨折；不除外其他隐匿性骨折。

> 诊断意见：
>
> 1.左侧第11肋不全骨折；建议2周后复查除外其他隐匿性骨折。
>
> 2.右肺上缘叶前段小钙化增殖灶。

图 9-1 三维 CT 报告

思考 女性，用手致自己骨折，可能性不大。发病近 7 周，若为肋骨不全骨折，当已痊愈。

影像 反复阅读三维 CT 片，未见第 11 肋骨折迹象。

查体 反复按压左侧第 11 肋，仅肋骨尖端压痛（+），其他部位无明显压痛，向前推按肋骨近端胁肋部疼痛消失。

思考 除外肋骨骨折，肋椎关节错缝可引发胁肋部疼痛。

诊断 肋头关节错缝。

治疗 推顶鼓嗽法治疗。

结果　胁肋部疼痛消失，深呼吸及活动如常。

讨论　患者胁肋部疼痛，最痛点位于第 11 肋骨尖端，与"肋骨骨折"诊断不符。详读 CT 未见骨折线，再次查体第 11 肋骨上无明显压痛点，尖端疼痛考虑为牵张或挤压引起的软组织损伤，排除"肋骨骨折"临床诊断，考虑"肋椎关节错缝"。因第 11、12 肋无肋横突关节，故考虑"肋头关节错缝"。向前推按第 11 肋骨近端，胁肋部疼痛消失，证实肋头关节确有错缝。深呼吸时加重源于胸廓扩张，第 11 肋相对后移，加重错缝，故疼痛加剧。活动加重亦是同理。

临床上第 11 肋肋头关节错缝极为罕见，无成形之复位手法可用。对于肋椎关节错缝常采用俯卧冲压或坐位端提之法，可供借鉴，但不能照搬。因第 11 肋为浮肋，若用冲压之法，危险系数极大，若用端提之法恐难以生效。

查体时，向前推按第 11 肋骨近端，胁肋部疼痛消失，提示向前推按为复位方向。若在错缝位置向前冲压，力度不好控制，容易造成新的错位或损伤。故以拇指推按第 11 肋近端成复位之势，借鼓嗽之力，用肌肉筋膜牵张使之复位，既达冲压之效，又避冲压之险。

相关解剖　肋骨：有普通肋骨与特殊肋骨之分。第 3~9 肋骨均为普通肋骨，分为后端、肋骨体及前端三部分。后端包括肋头、肋颈、肋结节。特殊肋骨包括第 1 肋、第 2 肋、第 10 肋、第 11 肋、第 12 肋，其中第 11 肋，肋头较大，只有一个关节面，无肋颈及肋结节，肋沟平浅，肋骨前端细小而游离。第 12 肋，肋头较大，只有一个关节面，无肋颈、肋结节、肋沟等结构。

肋头关节：由肋头的关节面与相应椎体的肋凹构成，一般是上位椎体下缘、下位椎体上缘的肋凹所形成的一个多面角，肋头略凸的对应的关节面也呈多面角。肋头关节中间为肋头关节间韧带，起自肋头顶点，止于椎间盘，分割关节腔，使肋头关节形成双滑膜关节。肋头关节外有肋头辐状韧带加强。

肋横突关节：由肋结节关节面和相应椎骨的横突肋凹构成，为滑膜关节，周围由囊韧带加强，外有三韧带加固包括肋横突韧带、肋横突外侧韧带、肋横突上韧带。第 11、12 肋与横突之间无此关节。

肋间神经：胸脊神经出椎间孔后分出后支和前支，胸神经后支向后走行穿经上下两横突之间，肋横突前韧带及横突间肌之间，支配后背的肌肉和皮肤。胸神经前支循肋间隙走行，所以也称为肋间神经。胸神经前支沿肋间先由后向前外侧，继而又转向前内侧行，发出肌支及外侧皮支，末梢穿至皮下称为前皮支。

按语　疾病不断发展变化，先前的诊断可以作为参考，但不能作为诊断依据。此案复位手法，系根据查体所见，加以思考后随机而设，尚不成熟。仅此一案，操作有待改进提高，疗效及安全性还需进一步验证。

整理：谢海亮

第三节　肌源性胸胁痛

患者　男，26 岁。

主诉　右侧胸胁疼痛 15 天。

病史　患者 15 天前无诱因出现右侧胸胁疼痛，咳嗽及转侧加重，多处就诊未能明确诊断，已排除心肺及气管疾病，经人介绍来诊。

症状　右侧胁肋部疼痛，咳嗽、久立、腰椎后伸加重。

体征　右侧胁肋及背部无肌肉紧张，压痛（-），胸廓挤压试验（-）。腰椎前屈不痛，后伸痛，左右旋转疼痛。相应背俞穴压痛（-），无放射痛。右侧肋弓下 2cm 处触及 1.0cm×1.0cm 结节，压痛（-），无放射痛。

思考　内脏病变已排除，剩下胸廓与膈肌。胸胁及背部无肌紧张，压痛（-），排除胸背肌肉筋膜病变。胸廓挤压试验（-），排除肋骨及肋椎关节病变。最后疑点只剩下肋弓下结节和膈肌。

验证性治疗　松解肋弓下结节。

结果　胸胁疼痛无变化，排除结节因素。

查体　触诊肋弓下缘，右侧肋弓下缘向后上推按，触及压痛点。

诊断　膈肌损伤。

治疗　松解右侧肋弓下缘压痛点。

结果　后伸痛、左转痛消失。

思考　松解膈肌后伸及左旋疼痛消失，咳嗽痛及右转痛还在，还有其他影响因素，应与膈肌相关联，考虑腰大肌。

查体　右侧腰大肌紧张，压痛（+）。

诊断　腰大肌损伤。

治疗　松解右侧腰大肌，咳嗽痛及右转痛消失。

讨论　咳嗽胸胁疼痛，首先考虑心肺疾病，经外院检查已经排除。患者久立、腰椎后伸、旋转加重，进一步证实与心肺无关。疼痛区域无肌肉紧张，压痛（-），排除局部筋膜及肌肉病变。痛区相对应的背俞穴无压痛及放射痛，排除肋间神经相关病证。胸壁病变排除，说明病位在下或在里。在下考虑肋弓下缘结节压痛（+），无放射痛，无法证实其与疼痛直接相关，但结节可能影响周围肌肉筋膜张力，故做验证性治疗，无效说明结节与胸胁痛无关。在里考虑纵隔与膈肌，因疼痛与咳嗽相关，考虑病位在膈肌。松解膈肌后后伸及左旋疼痛消失，证实"膈肌损伤"是胸胁痛原因之一。

膈肌松解后咳嗽及右旋胸胁疼痛还在，说明除"膈肌损伤"以外还有其他因素，考虑到腰大肌与膈肌下脚相连，腰大肌紧张可牵拉膈肌下脚，限制其升降运动，腰部旋转及后伸腰大肌被拉长，亦可牵张膈肌，故考虑腰大肌损伤的可能性。查体见右侧腰大肌紧张，压痛（+），与右转胸胁疼痛相符合，故诊断为"腰大肌损伤"，治疗后病因消除，胸胁痛症状自然缓解。

整理：麻东阳

第十章 腹 痛

第一节 脊柱源性肩背胸胁腹痛

患者 女，65岁。

主诉 肩臂、背、胸胁、腹部剧痛37天。

病史 37天前无诱因出现间断性肩、背、胸胁及腹部剧痛，痛时大汗淋漓，每次发作持续时间为50分钟左右，发作时间不固定，夜间痛甚不能入睡，轻时可吃止痛药维持，重时需注射吗啡缓解。就诊吉林大学中日联谊医院，疑为肾结石，查腹部CT，未见异常，予止痛剂治疗。就诊于吉林大学白求恩第一医院胃肠内科，疑为肠渗血，查腹部CT，未见异常，予解痉止痛剂。而后先后到肝胆、胃肠外科等科室就诊，检查均未见异常，建议去心理科诊治（患者拒绝前往）。经人介绍前来就诊。颈椎间盘突出症术后18年。

首诊：

症状 肩、背、胸胁、腹部间断性剧痛，背痛最重，夜不能寐。

体征 颈胸夹脊穴压痛（+++），并向相应的肩臂、胸胁、腹部放射。

影像 自带影像资料厚度约0.5cm，均未见明显异常，颈椎MRI见颈椎术后改变。

诊断 脊柱源性疼痛。

治疗 针刀松解$T_{1\sim7}$夹脊穴。

结果 疼痛减轻一半以上。

二诊：

主诉 总体上疼痛次数减少，程度减轻，夜间能入睡。胁肋部疼痛基本消失，肩臂部疼痛较剧。不用吃止痛药和注射吗啡。

查体 $C_{4\sim7}$夹脊穴压痛（+），向肩臂部放射。

治疗 针刀松解$C_{4\sim7}$夹脊穴。

结果 肩臂部疼痛明显减轻。

三诊：

主诉 肩臂疼痛不明显，前胸、腹部疼痛相对较重。

查体 双侧锁骨中线与第3肋骨交界处压痛（+）；腹部三处肌紧张，压痛（+）；肩胛上角压痛（+）。

治疗 针刀松解胸部、腹部、肩胛上角压痛点。

结果 胸腹部疼痛减轻。

四诊：

主诉 胸口及左侧颈肩交界处疼痛。

查体 左侧后斜角肌止点压痛（+），$T_{3\sim5}$夹脊穴压痛（+），放射至胸口。

治疗 针刀松解后斜角肌止点及 $T_{3\sim5}$ 夹脊穴。

结果 胸口疼及颈部疼痛明显减轻。

随访 一周后来院，诸痛消失，偶有小痛，对生活无影响。

讨论 患者在西医院做了所有相关检查，未能明确诊断，但已排除相关器质性病变。查体见颈胸夹脊穴压痛（+++），并向相应的肩臂、胸胁、腹部放射，提示疼痛源于脊柱，诊断为"脊柱源性疼痛"。

患者肩臂、背部、胸胁、腹部剧痛，夹脊穴按压则相应部位疼痛复现或加重，证实疼痛与夹脊穴相关，故选夹脊穴针刺治疗。背部疼痛最重，故先以胸椎进行验证性治疗。患者久病，已有抑郁倾向，恐病重药轻，故以刀代针治之。首日针刀治疗后立效，证实推断正确，后面诊治依法炮制。

脊神经自椎间孔发出后分为前支和后支，后支向后侧走行，再分为后内侧支和后外侧支。后内侧支向内侧走行，分布于背部深层肌和后中线区皮肤，后外侧支向外走行，支配背部深层肌，穿出肌层后分布于背部偏外侧的皮肤。脊神经的后支、后内侧支、后外侧支在走行过程中受到卡压或刺激，均可反射性地引起脊神经前支内的感觉纤维或交感纤维分布区域的疼痛。

相关解剖 臂丛由第 5、6、7、8 颈神经前支和第 1 胸神经前支的大部分组成，但有时第 4 颈神经或第 2 胸神经前支也参与臂丛的组成。臂丛由神经根发出，穿椎体过锁骨，至腋下，由各股神经支配肩臂的运动与感觉。

肋间神经是由胸神经前支组成，共 12 对，除第 1 对和第 12 对胸神经前支的一部分分别参与臂丛和腰丛外，其余都由不形成神经丛的第 1～12 胸神经前支组成，其均位于相应的肋间隙内。上 6 对肋间神经均达各肋间隙前端，只分布于胸壁，下 6 对肋间神经（包括肋上、下神经）则越过肋弓进入腹壁，行于腹内斜肌和腹横肌之间，分布于胸腹壁，因此胸壁下部的病变可反射性地引起腹痛。肋间神经可因外伤、炎症、肿物挤压或椎间盘突出等因素受损，肋间神经损伤的范围不同，其产生的症状也不相同。

整理：黄文清

第二节 胸椎源性腹痛

患者 女，45 岁。

主诉 腹部剧痛 1 周。

病史 1 周前无诱因出现腹部剧痛，发作时翻身打滚，无法忍受，非吗啡不能止其痛。在吉林大学中日联谊医院（患者为本院护士）多科室就诊，做了全部相关检查未见异常，后经全院科主任会诊，仍不能明确诊断，无奈注射吗啡止痛，4 小时一次。经朋友介绍来诊。

症状 腹部剧痛，无法忍受，以脐为中心，口服止痛药无效，注射吗啡止痛 4 小时。

体征 腹部柔软，无压痛及反跳痛，未触及包块及肿物。腹部皮肤感觉正常。T_{10} 棘突略大，两侧旁开 1cm 处皮肤钝厚感，压痛（-），无放射痛，按压时自觉腹部轻松。

诊断 胸椎源性腹痛。

治疗　针刺双侧 $T_{9\sim11}$ 夹脊穴。

结果　留刺 15 分钟后欲出针，患者拒绝。自觉腹部无比轻松，要求继续留针，至注射吗啡前半小时前起针（回院注射吗啡）。腹部无疼痛，感觉如常人。

次日复诊　腹部疼痛消失，略有不适感，未再注射吗啡。

治疗　同前。

三日复诊　腹部症状消失，要求巩固治疗一次。

治疗　同前。

随访　1 个月无复发。

讨论　患者腹痛，所有理化检查未见异常，西医院全院科主任会诊未能明确诊断，腹部查体未见阳性体征，说明局部没有器质性病变，痛处非病处，腹痛是受别处影响所致。

腹部疼痛以脐部为中心，腹壁为 $T_{9\sim11}$ 神经支配区域，考虑内脏牵涉痛。查体见 T_{10} 棘突略大，两侧旁开 1cm 处皮肤有钝厚感，压痛（-），无放射痛，但按压时自觉腹部轻松，证实腹部疼痛与胸椎相关。T_{10} 棘突两侧触及钝厚感，正常压痛多为阳性，多伴放射痛，但患者反应相反，考虑与注射吗啡药力未过，神经敏感度下降有关。

胸椎两侧筋膜或肌肉损伤，影响脊神经背支，反射性引起此同根胸神经支配区域的腹壁或内脏，引发腹部疼痛。治疗时针刺松解胸椎旁的筋膜或肌肉，解除其对脊神经背支的影响，腹痛得解。

第十一章 内脏疾病

第一节 颈源性冠心病

患者 女，57岁。

主诉 左侧胸前区憋闷、颈肩臂疼痛3年余。

病史 3年前无诱因出现头痛、左侧胸前憋闷，左侧颈根部、肩臂部剧烈疼痛，双下肢酸软无力。白天胸前憋闷、颈肩臂疼痛较轻，不能负重（<1.5kg）、不能远走（<10分钟）、不能从事任何家务（如洗衣服、做饭、擦地等），否则，轻则胸闷、颈肩臂痛加剧，重则心悸、虚脱。每天夜间凌晨3：00因胸前区憋闷、颈肩臂疼痛难忍而痛醒，无法再寐，必须下地走动、自行敲打胸背部后诸症稍有减轻。曾到多家医院心病科就诊，行心电、心脏彩超、冠脉造影等检查后，诊断为"冠心病"，口服、静脉滴注中西药物治疗（具体不详）无明显疗效。经会诊以"颈椎病"转入我科治疗。

症状 左侧胸前区憋闷、颈肩臂疼痛，劳累后及夜间加重，甚则心悸、虚脱。

体征 颈椎平直，项部及左肩肌肉紧张，双侧风池穴压痛（+）。第7颈椎左侧横突前方0.5cm处压痛（+），向左肩臂胸部放射，引发胸前憋闷加重。旋颈试验（−），椎间孔挤压试验（−），臂丛神经牵拉试验（−），肱二头肌肌腱、肱三头肌肌腱及桡骨膜反射正常，双侧霍夫曼征（−），双侧巴宾斯基征（−），颈椎活动度：前屈30°，后伸25°，左右侧屈15°，左旋50°，右旋45°。

影像 正侧位X线片示颈椎向右轻度侧弯，颈椎反弓，C_6椎体后下缘、C_7椎体后上缘骨质增生，$C_{5\sim6}$椎间隙变窄。颈椎MRI示颈椎生理曲度变直；$C_{3\sim4}$、$C_{4\sim5}$、$C_{5\sim6}$及$C_{6\sim7}$椎间盘变性突出，以$C_{6\sim7}$椎间盘突出明显，硬膜囊受压。

诊断 颈源性冠心病。

治疗 推拿、针刺治疗。推拿：拿法、按揉、弹拨手法松解颈、肩、臂部软组织，定向仰正、三向牵伸法纠正颈椎关节紊乱。针刺：毫针针刺风池、天柱、安眠、颈夹脊、百劳、扶突、神门、三阴交、内关、劳宫，以及崇骨、四神聪，留针20分钟。

结果 治疗8日，患者颈肩臂部疼痛略有减轻，其余症状无明显改善。

查体 第9日推拿治疗时触及第7颈椎左侧横突前方肌肉紧张，深压触及2cm×3cm椭圆形结节，重压引发左胸部憋闷、左颈肩臂部疼痛加剧伴心悸，抬手即止。

治疗 原有治疗方案不变，点、按、揉、弹拨手法松解第7颈椎横突前方结节，并针刺之。因其位置为星状神经节所在，故命名为星节穴。

结果 当日夜间发病时间推迟至凌晨5：00，且程度明显减轻。同法治疗8次，诸症全部消失。

影像 复查颈椎正侧位X线片示颈椎侧弯基本消失，颈椎生理曲度减小（较治疗前明显改善），余无明显变化。

随访　至今病情无反复。

讨论　颈源性冠心病由颈部交感神经链或交感神经在颈部受到牵张或挤压刺激而受到抑制，副交感神经相对兴奋，冠状动脉痉挛而管腔狭窄，心肌供血不足而出现类似冠心病的临床症状。颈源性冠心病与冠心病症状极其相似，故诊断时首先要排除冠心病，二者鉴别如下：①发作时间，颈源性冠心病多在夜间或晨起发病；冠心病多在运动、劳累或激动后发作。②疼痛特点，颈源性冠心病所致的疼痛多先出现在颈肩部，而后表现为胸部疼痛，多为长时间的刺痛、灼痛或胀痛；冠心病所致的疼痛，先起于胸前区，后向左肩臂放射，多为短暂的绞痛。③与运动的关系，颈源性冠心病患者适量运动后疼痛减轻；冠心病患者活动后症状明显加重。④心电图检查，颈源性冠心病发作时心电图多无明显变化；冠心病发作时心电图有明显改变。⑤硝酸甘油治疗，颈源性冠心病发作时予以硝酸甘油治疗无效；冠心病给予硝酸甘油治疗有效。⑥伴随症状，颈源性冠心病多伴有颈肩臂部疼痛麻木、头晕、头痛、耳鸣耳聋、眼花、走路失稳等颈椎病症状；冠心病多不伴有颈椎病的相关症状。

推拿手法松解颈部软组织，定向仰正法、三向牵伸法恢复颈椎正常生理曲度，结节局部点、按、揉、弹拨松解粘连，解除交感神经链及交感神经所受的牵张与挤压刺激；针刺直接刺激交感神经节，降低其对压迫、牵张刺激的敏感性；两法相合，共同达到兴奋交感神经作用，使支配心脏的交感神经与副交感神经达到相对平衡状态，解除冠状动脉的痉挛状态，改善心肌供血，消除胸闷、气短、心悸等心肌缺血所致的临床症状。针刺、推拿疗法直接刺激交感神经中枢部位可治疗其所支配器官的疾病，与头针疗法通过刺激相应神经中枢体表投影能够治疗中枢所支配区域疾病有异曲同工之妙。

相关解剖　颈交感干位于颈动脉鞘的后方，颈椎横突的前方。颈下神经节位于第7颈椎处，在椎动脉起始处的后方，常与第1胸交感神经节融合成颈胸（星状）神经节。颈上、颈中、颈下神经节分别发出心上神经、心中神经、心下神经，构成心丛，与副交感神经一起协同控制心脏冠状动脉的舒张与收缩。

按语　颈椎MRI示"颈椎生理曲度变直"。此言甚是可笑，然在临床上几乎天天可见。众所周知，颈椎CT与MRI均在仰卧位拍摄，此时颈椎曲度受是否用枕、枕头高低及枕头所放位置影响极大，即CT与MRI根本无法真实反映颈椎生理曲度变化。

整理：齐　伟

第二节　肌源性冠心病

患者　男，50岁。

主诉　心慌、胸闷1年，加重1天。

病史　患者于1年前无诱因出现胸闷、心慌，经检查心肺未见明显异常，曾口服硝酸酯类药物（具体不详）效果不佳，在西安行胸椎正骨后症状减轻，昨日因开会久坐症状加重，为求正骨治疗来诊。

症状　心慌、胸闷。

体征　焦虑面容，圆肩驼背。胸椎棘突无压痛，棘间及两侧未触及异常。双侧胸大肌紧张，压痛（+）。前正中线右侧旁开 3cm 第 5、6 肋间隙处，触及黄豆粒大小结节，压痛（+），移开心慌、胸闷减轻。胸骨表面筋膜钝厚，压痛（-），腹直肌紧张，压痛（-）。

诊断　胸大肌损伤。

治疗　松解胸大肌、肌内结节、腹直肌、胸骨表面筋膜。

结果　心慌、胸闷明显减轻。

讨论　口服硝酸酯类药物，心慌、胸闷无明显缓解，考虑非心脏本身病变。追问病史，多静态发病，发作时运动无加重，进一步排除冠心病。查体胸部结节压痛（+），移开时心慌、胸闷减轻，证实胸大肌结节与发病相关，考虑结节为躯体内脏激痛点活化，诊断为"胸大肌损伤"。

患者圆肩驼背，胸廓前后径变小；胸大肌紧张，前方肋间隙变窄，胸腔容积减少，则呼吸不畅，肺活量减少，心脏负荷增加，引发心慌、胸闷等类冠心病症状。手法松解胸大肌及结节、腹直肌、胸骨前方筋膜，改善圆肩驼背，增大胸廓前后径，使肋间隙增宽，胸腔容积增加，肺活量增大，心脏负担减轻，心慌、胸闷症状得以缓解。

相关知识　《肌筋膜疼痛与功能障碍：激痛点手册(第 1 卷)(上半身)》认为胸大肌激痛点的引传痛可能局限在胸骨下，包括前胸和乳房，并可能沿上臂尺侧向下延伸，直至第 4、5 指。右侧胸大肌肋骨部内侧可能有一个躯体内脏激痛点，去活化后能制止心律失常的发作。较靠近内侧的激痛点与躯体内脏心律失常有关，位于右侧第 5、6 肋之间，胸骨边缘，与乳头之间的中垂线和第 5 肋下缘相交处稍下方。其点状压痛与异位心律失常有关。

按语　凡能加重、复制症状的点，皆为发病之关键因素，治疗过程中必须予以清除。

整理：李中旭

第三节　越界治疗顽固性咳嗽

患者　女，54 岁。

主诉　咳嗽、咳痰 2 年余。

病史　2 年前感冒后咳嗽、咳痰，日咳痰量 1500ml 以上。在省内最权威的西医院做肺与气管影像检查、血液检查未见异常，按"过敏性哮喘"治疗无效。省内最权威的三名中医连续中药汤剂治疗 22 个月，咳痰量减少 2/3，其他无变化。因专科治疗无效来诊。

症状　阵发性咳嗽，每日发作 2~3 次，每次咳嗽 2~3 小时，咳痰量 500ml/d，咳后全身无力，痛不欲生。

自问：这样的患者接诊不接诊？

自答：不能不接（患者极度痛苦，现求医无门）；信者为医（以前颈痛、腰痛、膝痛来诊均一次而愈，对医生极度信任）。

自问：如果接诊，我们凭什么接诊？

自答：中药不效、西药无效，化学疗法无效；答案在物理疗法，应该是结构问题。

自问：如果接诊，如何治疗？

自答：西医抗炎抗过敏、中医清肺化痰降气均无效。所以不走寻常路：手法调整膈肌升降，针刀通调五脏六腑。

首诊：

思考　咳与膈肌升降相关，五脏六腑皆令人咳。

治疗　手法松解膈肌、肋间肌、斜角肌、腰大肌、内收肌等与咳嗽相关肌肉；刃针刺肝俞、心俞、脾俞、肺俞、肾俞。

结果　2日内如常人，第3日反复，咳嗽减少，咳痰量减至100ml/d。

二诊：

思考　1500ml痰足以使人窒息，必是先咳嗽后生痰。

问：是先有痰阻而咳，还是先咳嗽后生痰？

答：先咽痒，后咳嗽，而后咳痰。

推断　咽痒为咳之因，痰为咳之果，咽痒或与咽部神经有关。

治疗　刃针松解枕下肌，手法调整枕寰枢关节。

三诊：

主诉　遇冷加重，在外面走时间长了咳嗽发作。

思考　不是冷空气过敏，否则遇冷当马上发作。

推断　因寒冷用力咬牙，舌骨上下肌群紧张牵拉舌骨刺激咽或气管而咽痒。

治疗　手法松解舌骨上肌群。应患者要求刃针刺后背触诊异常反应点。

四诊：

主诉　夏天跳广场舞时咳嗽发作。

思考　跳舞举臂时可牵拉肩胛舌骨肌。

查体　触诊左侧肩胛舌骨肌紧张，压痛（+）。

问：做家务时没有加重？

答：没有。

问：做家务擦高处物品时用右手还是左手？

答：右手。

推断　咽痒与左侧肩胛舌骨肌牵拉舌骨有关。

治疗　手法松解舌骨上肌群、斜方肌；刃针刺左侧肩胛舌骨肌。

五诊：

主诉　咽痒基本消失；如有物在喉，咽之不下。

考虑　梅核气。

治疗　刃针天突穴，嘱其做吞咽，至喉中之物入于胃，咽喉清爽术毕。

六诊：

主诉　咳嗽每日1次，每次10～20分钟，痰量与感冒时差不多。

望诊　颈前横纹上方见一长约5cm横行深纹。

考虑　筋膜粘连（或与咽痒相关）。

治疗　推捻法局部松解。

七诊：

主诉　偶有咽痒，而后引发咳嗽。

考虑　类过敏性疾病。

治疗 刃针点刺耳尖、荨麻疹点。

八诊：

主诉 咽痒消失，偶有痰阻气道后咳嗽，咳嗽时间及痰量与感冒相同。

考虑 因痰而咳，常病矣！

治疗 刃针刺肺俞、脾俞、肾俞，足三里、三阴交、丰隆。

讨论 本案已超出诊疗范围，因为是老患者，已是求医无门，乱投而至，不收治就要寻死觅活，不得不收。乱收不能乱治，考虑先前所用之法不效，皆为不通之路，只能另辟蹊径，尝试物理疗法。

病无常态，治无常形。患者先后八次来诊，每次所诉不同，四诊所见有异，故对病对症给出八个不同的治疗方案，疗效却是超乎想象。

按语 科室无界，信者为医；法无优劣，契机则妙。

整理：张 成

第四部分
腰臀腿足疾病

第十二章 腰 痛

第一节 找不到痛点的腰痛

患者 女，34岁。

主诉 腰痛、髋部弹响3个月，加重7天。

病史 3个月前无明显诱因出现腰痛，久坐加重，继而出现髋部弹响，未经治疗，7日前劳累后腰痛加重，为求中医治疗来诊。

症状 腰部疼痛，晨起及久坐加重，时有髋部弹响。

体征 患者无法确定具体疼痛位置。腰部肌肉略紧张，压痛（-），叩击痛（-）；腰大肌压痛（+），托马斯征（+），臀中肌、臀小肌、内收肌群紧张，压痛（+）。

影像 立位腰椎正侧位片见腰椎曲度略增大，骨盆平片未见明显骨质异常。

诊断 腰大肌损伤；弹响髋。

治疗 松解腰大肌。

结果 腰痛消失，髋关节弹响声音减小。

治疗 松解臀中肌、臀小肌、内收肌群，复位髋关节。

结果 髋部弹响消失。

讨论 患者自觉腰痛，自己无法确定疼痛具体位置。腰部查体未触及明显阳性反应点，叩击痛（-），说明真正损伤部位不在腰椎后方。腹部查体腰大肌压痛（+），托马斯征（+），故诊断为"腰大肌损伤"。

患者久坐，髋关节长期处于屈曲位，腰大肌松弛，日久挛缩不用，气血运行不畅，不通不荣，发为腰痛。患者臀中肌、臀小肌损伤，髋关节稳定性下降，内收肌群紧张，股骨内收，大转子外移，髋关节错缝，髋关节屈伸时大转子摩擦髂胫束产生弹响，发为"弹响髋"。

治疗时松解腰大肌，肌肉紧张状态解除，气血得通，肌肉得荣，腰部疼痛自然缓解。松解臀部肌肉及内收缩肌群，复位髋关节，大转子回归原位，髋关节屈伸时不再摩擦髂胫束，髋部弹响消失。

按语 诊断精确，治疗自然简单。

整理：张铭阳

第二节 咳嗽引起的腰痛

患者 女，45岁。

主诉 腰痛3天。

病史　3天前剧烈咳嗽后出现腰部疼痛，休息后未缓解，为求中医诊治来诊。

现症　腰部疼痛，活动加重。

查体　患者只知腰痛，自己无法指明疼痛具体位置。腰部无明显压痛、叩击痛及下肢放射痛。腰大肌压痛（-），托马斯征（-），直腿抬高试验（-），跟腱反射、膝反射正常，病理反射未引出。腰椎前屈、左侧屈、左侧旋转疼痛加重，后伸无加重。脐左侧旁开2cm触及纵行条索，压痛（+），横向放散至腰部。

诊断　腹直肌损伤。

治疗　松解腹直肌条索。

结果　腰痛立解，活动如常。

讨论　对于咳嗽引起的腰痛，通常考虑为"腰椎间盘突出症"、"腰椎小关节紊乱"或"腰部软组损伤"，表现此病证患者可以自己明确疼痛位置，医者可以在腰部查到压痛或叩击痛，与本案不符，暂时予以排除。

腹直肌条索压痛（+），并向腰部放散，松之腰部疼痛消失、活动如常，证实本案"腰痛"为腹直肌激痛点所致。据此推断，患者咳嗽致腹直肌损伤，腹直肌激痛点活化，引发腰痛。

相关解剖　腹直肌起点：耻骨联合上缘与耻骨嵴。止点：第5～7肋软骨外面及剑突前面。功能：前屈脊柱、降胸廓、增加腹压。

按语　福尔摩斯说："排除一切可能的，剩下的即使再不可能，那也是真相。"

整理：李中旭

第三节　趴着睡觉的腰痛

患者　男，36岁。

主诉　腰部疼痛2个月余。

病史　2个月前无明显诱因出现腰痛，逐渐加重，只能趴着睡觉，曾在多家医院就诊，按"腰肌劳损"治疗无效，为求中医治疗来诊。

症状　腰部疼痛，坐车后加重，只能趴着睡觉。

体征　腰椎平直，腰部压痛（-）。双侧髂后上棘外侧面条索，压痛（±）。双侧阔筋膜张肌、臀中肌紧张，压痛（-）。双侧腰大肌紧张，压痛（+），托马斯征（+）。

思考　若为腰大肌损伤，趴着睡觉无法解释。

姿势验证　嘱患者演示趴着睡觉姿势：实为"半趴半侧"卧位（屈膝屈髋，躯干与床面成角约45°）。

诊断　腰大肌损伤。

治疗　松解腰大肌。

结果　腰痛消失。

讨论　患者腰部疼痛，查体见腰臀部肌肉紧张，压痛（±），可知腰臀部肌肉确有损伤；曾在多家医院以"腰肌劳损"治疗无效；说明腰臀部肌肉损伤非导致疼痛的主要矛盾。

双侧腰大肌紧张，压痛（+），托马斯征（+），提示腰大肌损伤。与患者趴着睡觉（屈髋位）及坐车后加重体征相符合，考虑为引发疼痛的主要矛盾。

患者自觉疼痛在腰椎后面，实际疼痛在腰椎前面。先前治疗腰椎后面，非病位所在，自然无效。诊断明确后，松解腰椎前面的腰大肌，自然立竿见影。

相关解剖 腰大肌位于腰部两侧的长肌，大部分位于腰椎椎体与横突之间的陷沟内。肌纤维以羽状形式向外下方排列走行，形成上下较细、中段较粗的类似纺锤状的条形肌肉。

腰大肌起于腰椎椎体及椎间盘的侧面及横突后面，浅部起自 $L_{4\sim5}$ 椎体侧面及横突后面，肌纤维较长，由 1～2 肌齿组成，肌束斜向外下止于股骨小转子。深部起自 $T_{12}\sim L_3$ 椎体侧面及横突后面，肌纤维较短，由 3～4 肌齿组成，肌束斜向外下止于股骨小转子。

腰大肌跨度较长，上段接于胸腰筋膜，下段与髂筋膜相续。往上可延伸至后纵隔最下方及膈肌的后部，向下与髂肌共同形成髂腰肌腱，经腹股沟韧带下肌腔隙，止于大腿根部内侧的股骨小转子。腰大肌收缩时，可屈大腿并旋外，当大腿被固定时，则屈脊柱腰段而使躯干前屈。神经支配：腰丛的肌支（$T_{12}\sim L_3$）。

整理：齐　伟

第四节　腹内斜肌损伤引发腰痛

患者　女，49 岁。

主诉　腰骶部剧痛，翻身起坐不能 15 天。

病史　腰椎压缩性骨折术后 16 年，固定物已取出。15 日前无明显诱因出现腰骶部剧痛，不能翻身起坐，动则剧痛汗出，曾就诊于吉林大学白求恩第一医院，诊断为"腰椎间盘突出症"，物理治疗无效（具体不详），而后多进行推拿、拨筋、正骨等治疗，症状无任何改善，经人介绍来诊。

症状　腰骶部剧痛，翻身起坐不能，走路时屈髋 90° 位。

影像　自带腰椎 MRI 示第 2 腰椎压缩性骨折术后征象。

体征　屈髋 90° 站立，腰部屈伸旋转不能。背部后正中线 $T_{12}\sim L_3$ 段见术后瘢痕。确认痛点位于右侧髂后上棘下方。动则剧痛，压痛（+），右臀上皮神经出口压痛（+），右侧第 12 肋下缘、第 3 腰椎横突、髂嵴上缘压痛（+），右侧髂窝、小转子压痛（+），右侧腹部触及自内上斜向外上条索，压痛（+）。直腿抬高试验（−），骶髂关节分离试验（−），骨盆分离挤压试验（−），股神经牵张试验（−）。

思考　患者痛区位于髂后上棘下方，当骶髂关节处，虽局部压痛阳性，但骶髂关节分离试验、骨盆分离挤压试验阴性，排除骶髂关节损伤。

手术位置所能影响的神经与痛区不符，排除疼痛与手术的相关性。

疼痛位置不在臀上皮神经分布区域，排除臀上皮神经卡压综合征。

右侧第 12 肋下缘、第 3 腰椎横突、髂嵴上缘压痛（+），提示腰方肌损伤。

右侧髂窝、小转子压痛（+），提示髂腰肌损伤。

右侧腹部触及自内上斜向外上条索，压痛（+），提示腹内斜肌损伤。

三处肌肉损伤看似与骶髂关节处疼痛关系不大，考虑臀中皮神经损伤的可能，但先前局部治疗无效，暂时予以排除。

验证性治疗　松解髂腰肌。

　　结果 疼痛减轻 10%。

　　验证性治疗 松解腰方肌。

　　结果 疼痛减轻 20%。

　　验证性治疗 松解腹内斜肌。

　　结果 腰骶部疼痛消失，正常站立、行走自如。

　　诊断 腹内斜肌损伤。

　　讨论 患者骶髂关节区疼痛，局部治疗无效，骶髂关节相关查体无阳性体征，排除骶髂关节病变及臀中皮神经损伤。腰部手术及臀上皮神经出口处压痛，亦有可疑之处，但与神经支配区不符，故予以排除。剩余三个阳性体征，提示相应肌肉损伤，看似与疼痛无关，但未查到其他相关阳性体征，无奈予以验证性治疗逐一排除。松解腹内斜肌后疼痛消失，功能恢复，证实"腹内斜肌损伤"为疼痛之源。

　　腹内斜肌损伤如何影响到骶髂关节后方软组织的呢？腹内斜肌起于胸腰筋膜、髂嵴、腹股沟韧带外侧 1/2，借腱膜止于腹白线、下三肋和耻骨梳，有前屈、侧屈、旋转脊柱之功。腹内斜肌上连胸廓，下连骨盆，上固定时单侧收缩可牵拉髂骨旋转，致骶髂关节周围软组织张力增高，加上行走时骶髂关节往复旋转过度牵张而损伤。

　　按语 骶髂关节周围软组织损伤，骨盆分离挤压试验（-），理论上说不通，可能需要旋转骶髂关节才能引发疼痛，可惜当时没做相关检查。

整理：齐 伟

第五节　腹部术后腰扭伤

　　病案一

　　患者 男，43 岁。

　　主诉 腰痛 1 天。

　　病史 1 天前弯腰抬重物时听到腰部声响，而后出现腰痛。未经治疗，为求中医治疗来诊。

　　症状 腰痛，前屈加重，活动受限。

　　体征 腰部僵硬，无明显压痛，叩击痛（-）；腹直肌紧张，脐旁 3cm 处见 15cm 纵行肠梗阻术后瘢痕；腰部前屈 20°，后伸 20°，左右侧屈 30°，左右旋转 15°。

　　诊断 腰扭伤。

　　治疗 手法松解腹直肌、腹部瘢痕，腰椎斜牵法松动腰椎关节。

　　结果 腰痛立解，活动自如。

　　病案二

　　患者 女，70 岁。

　　主诉 腰痛 3 天。

　　病史 3 天前弯腰抬物起身时听见腰部声响，继而出现腰部疼痛，活动受限。经治未愈，朋友介绍来诊。

　　症状 腰痛，右侧为重，弯腰加剧。

　　体征 腰部僵硬，L_2、L_3 棘突右侧旁开 3cm 处压痛（+），腰部叩击痛（-），无放射痛；右侧腹内斜肌紧张伴条索；小腹部见剖宫产术后瘢痕（剖宫产术后 40 年）；腰椎活动度：

前屈 30°，后伸 30°，左右侧屈 30°，左右旋转 15°。

诊断 腰扭伤。

治疗 松解腰大肌、腹内斜肌、腹部瘢痕。

结果 腰痛消失，腰椎前屈达 90°。

讨论 两个患者同是弯腰后起身过程中出现腰部声响，腰椎软组织拉伤，症状同为腰部疼痛、活动受限。貌似简单的腰扭伤，其实不然。查体时我们惊奇地发现：两个患者均有腹部瘢痕。通过分析不难发现，腰扭伤并非偶然，而是必然，扭伤不是原发因素，而是继发因素。

术后腹部瘢痕致腹部肌肉筋膜挛缩，腰部前群肌肉短缩，后群肌肉张力增大，日久肌肉劳损；弯腰状态下伸腰时后群肌肉负荷过大，超过其所能承受张力范围而出现损伤。可见，此病后群肌肉拉伤是标，前群肌肉粘连短缩是本；故治疗时不松解后群而松解前群，前群松弛则后群肌肉张力减小，故症状迅速缓解。

临床上经常会遇到术后瘢痕患者多年后出现软组织损伤疾病。可见冰冻三尺非一日之寒。由于术后的瘢痕挛缩或缝合时层次对合不准，造成皮肤、筋膜、肌肉的粘连，切口附近的肌肉筋膜挛缩和功能异常，造成人体局部或整体张力不均衡，进而导致身体出现系列疾病。

本文两个病例都表现腰背疼痛，但问题的根源却是腹部肌肉筋膜挛缩，腹部肌肉筋膜的挛缩源于术后瘢痕组织粘连。治疗时要从病因出发，松解粘连去其本，方能事半功倍，一劳永逸。

整理：黄文清 张铭阳

第六节 下蹲引发腰椎滑脱

患者 男，17 岁。

主诉 腰痛 2 天。

病史 2 天前军训下蹲后腰骶部疼痛，而后腰部活动不利，夜间疼痛加重，遂来医院就诊。否认其他外伤史。

症状 腰骶部疼痛，腰部活动不利，下蹲疼痛加重，咳嗽、喷嚏腰痛无加重。

体征 腰骶部肌肉紧张，$L_4 \sim S_1$ 棘突压痛（+），叩击痛（-），直腿抬高试验：左 70°，加强试验（-），右 70°，加强试验（-）。生理反射存在，病理反射未引出。腰椎活动度：前屈 80°，后伸 20°，左右侧旋 35°，左右侧屈 35°。

印诊 棘上韧带损伤。

思考 患者为年轻学生，否认外伤史，腰痛并不明显，查体未见明显阳性体征，初步考虑为棘上韧带损伤，不必进行影像学检查。

思虑再三，决定按照医疗常规，建议患者行腰椎 X 线检查，以除外其他疾病。

影像 腰椎 X 线片（图 12-1）回报：腰 5 椎体轻度滑脱。L_5、S_1 椎体隐性脊柱裂，L_5 椎体峡部改变，建议行腰椎 CT 检查。

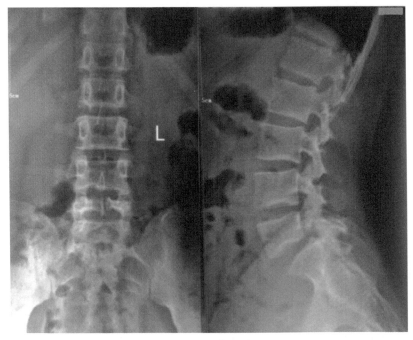

图 12-1 腰椎 X 线片

处置 向患者详细交代病情，提检腰椎 CT。

影像 腰椎 CT（图 12-2）示 L_5 椎体 Ⅰ°滑脱，L_5 椎体双侧椎弓峡部裂，L_5、S_1 隐性脊柱裂，$L_{3\sim4}$、$L_{4\sim5}$ 椎间盘膨出，$L_5\sim S_1$ 椎间盘突出。

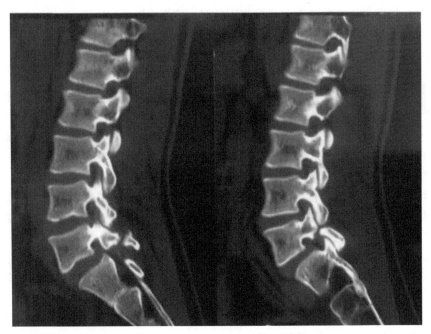

图 12-2 腰椎 CT

诊断　腰椎滑脱（真性）。

按语　此案若不做影像学检查，按照"棘上韧带损伤"予以"腰椎斜扳法"治疗，恐会造成新的损伤，加重病情。临床无小事，病史、症状、体征、影像同等重要。无影像，不诊断；无诊断，不治疗。

医生：商强强

第七节　只有体征的腰椎间盘突出症

患者　男，37岁。

主诉　腰痛15天。

病史　15天前扫雪后出现腰痛，曾在吉林大学中日联谊医院就诊，拍腰椎MRI，诊断为"腰椎间盘突出症"，未予治疗，自行卧床休息后症状略有缓解。为求中医治疗来诊。

症状　腰部疼痛，活动不利。

影像　自带腰椎MRI未见椎间盘突出及神经根受压。

印诊　骶髂关节损伤。

体征　左侧骶髂关节压痛（+），叩击痛（+）；$L_{4\sim5}$棘间左侧旁开2cm压痛（+），并放射至小腿；直腿抬高试验：右80°，左50°；左足大趾背伸减弱；左骶髂关节分离试验（+）；骨盆分离试验（+）；双侧股神经牵拉试验（-），双侧巴宾斯基征（-）。

诊断　骶髂关节损伤；腰椎间盘突出症。

讨论　扫雪后腰部疼痛剧烈，无明显下肢症状，首先考虑"急性腰扭伤"。阅片未见腰椎间盘突出及神经受压迹象，否定"腰椎间盘突出症"诊断。

让患者指出痛点：左髂后上棘下方，考虑"骶髂关节损伤"；想到受力机制与右手执锹不符，追问是否为左利手，答案：是。进一步确定"骶髂关节损伤"诊断，否定"腰椎间盘突出症"诊断。

告知实习学生，若是腰椎间盘突出症，只有一种可能，就是卧位时突出椎间盘因压力减小而回缩，故影像学无法看到，立位拍片方可见到。

查体示左侧骶髂关节区有钝厚感，压痛（+），叩击痛（+），患者追述扭伤后此处有大包，按之光滑，考虑为脂肪疝。左骶髂关节分离试验（+），骨盆分离试验（+），明确"骶髂关节损伤"诊断。

$L_{4\sim5}$棘间左侧旁开2cm压痛（+），并放射至小腿；直腿抬高试验：右80°，左50°；左足大趾背伸减弱。体征与症状、影像不符，此案舍症状、影像，而取体征，确定"腰椎间盘突出症"诊断。

体征是医者检查所见，更为真实可靠。症状为患者自我感觉，表述个体差异较大，且与影像不成正比。影像为静态摄片瞬间的情况，随着时间和体位等因素变化，影像将会不同。此案腰椎MRI为卧位拍摄，椎间盘没有突出，如果转为立位，受压的椎间盘就会膨出甚至突出。

按语　本案虽诊断为"腰椎间盘突出症"，但没有相应临床症状，暂不予以治疗。其痛是骶髂关节损伤所致，治疗以骶髂关节损伤为主。

整理：张艳美

第八节　腰　痛　治　臀

患者　女，49 岁。

主诉　腰痛 2 周。

病史　2 周前劳累后腰痛，翻身转侧困难，劳累加重。在附近医院就诊，拍腰椎 CT 片诊断为"腰椎间盘突出症"，予以针灸、推拿、中药外敷等治疗则好转，但 1～2 日后症状复现。为求彻底治疗来诊。

症状　左侧腰部疼痛，久坐、久行及夜间翻身疼痛加重。

体征　立位屈髋 65°，腰椎前屈、右侧屈疼痛加重。左侧腰部肌肉紧张，L_3 左侧横突压痛（+），左侧髂嵴上缘压痛（+）。左侧臀大肌上束紧张，髂后上棘外侧面压痛（+）；左侧臀中肌紧张，腰眼穴压痛（+）；臀肌紧张试验（+）。直腿抬高试验（-），臀上皮神经出口处未触及条索或结节，压痛（-）。

追问：是否有左侧臀部不适、髋部弹响、跷二郎腿困难？

回答：左侧臀部经常酸痛，髋部弹响时有发生，不能跷二郎腿好多年。

影像　自带腰椎 CT 示 $L_{4\sim5}$、$L_5\sim S_1$ 椎间盘突出。

诊断　臀肌挛缩；腰方肌损伤。

治疗　手法松解臀大肌、臀中肌；刃针点刺髂后上棘外侧面压痛点、左侧腰眼穴；仰卧屈膝屈髋内收法伸展臀部肌肉；仰卧顶旋复位法纠正髋关节错缝；坐位静止点疗法纠正骶髂关节错缝。

结果　腰痛消失，翻身转侧自如，立位屈髋 80°。

讨论　CT 片示腰椎间盘突出，未见相应的腰腿疼痛症状，查体无相应的压痛、叩击痛、放射痛及直腿抬高试验等阳性体征，"腰椎间盘突出症"临床诊断不成立。按"腰椎间盘突出症"治疗为何有效呢？患者左侧腰部疼痛，前屈及右侧屈加重，查体见左侧腰部肌肉紧张，L_3 左侧横突压痛（+），左侧髂嵴上缘压痛（+），诊断为"腰方肌损伤"。"腰方肌损伤"是腰痛之源，在"腰椎间盘突出症"治疗过程中可以治疗到腰方肌，故有效。治疗后 1～2 日复发，说明"腰方肌损伤"是继发病变，不是病之本源。

患者腰痛较重，没有臀部相关症状的主诉，查体见左侧髂嵴上缘压痛（+）、臀大肌上束紧张、髂后上棘外侧面压痛（+）、臀中肌紧张、腰眼穴压痛（+）、臀肌紧张试验（+）；追问得知左侧臀部经常酸痛、时有髋部弹响、不能跷二郎腿；诊断为"臀肌挛缩"。

患者兼有"腰方肌损伤"和"臀肌挛缩"，据病史和追问可知臀肌挛缩在先，腰方肌损伤在后。立位屈髋 65°，屈髋不足时，弯腰时腰椎过度前屈代偿而损伤，易发为腰大肌损伤。

臀肌挛缩则臀筋膜紧张挛缩，牵张上方胸腰筋膜，胸腰筋膜与腰方肌相连，故臀肌与腰方肌可相互牵连；臀肌挛缩引起髋关节、骶髂关节错缝，致骨盆不平，进而腰椎失衡；筋膜牵张与结构失衡共同作用，成为腰方肌损伤的根源因素。可见"腰方肌损伤"是标，"臀肌挛缩"是本，故治疗前者有效但不持久。

经辨证分析，诊断明确，标本清晰，故以理筋正骨之法直取其本（臀肌挛缩），之后症状消失，无须再治其标（腰方肌损伤）。而后教患者自我臀肌拉伸之法，嘱其每晚中药热敷臀部后拉伸臀肌，以巩固疗效。

　　相关解剖　腰方肌起自第 12 肋骨下缘和第 1～4 腰椎横突髂嵴后部，止于髂嵴上缘，有固定和下降第 12 肋，使脊柱侧屈的作用。受腰神经前支支配。

　　臀大肌起自髋骨外面和骶骨背面，纤维斜向外下，覆盖大转子，止于股骨的臀肌粗隆。可使大腿后伸并外旋，下肢固定时伸直躯干并防止躯干前倾以维持身体平衡。受臀下神经支配。

　　臀中肌起于髂骨翼外面，止点于股骨大转子。主要功能：可使大腿外展，前部使大腿屈曲和内旋；后部使大腿伸展和外旋。受臀上神经支配。

　　臀筋膜于臀大肌未覆盖臀中肌的部位大幅增厚，纤维增加并附着有许多发自臀中肌的肌纤维，该筋膜浅层近端移行于胸腰筋膜后部浅层，深层则在近端移行于髂嵴骨膜。

　　按语　当多个病证同时出现时，不要盲目地面面俱到予以治疗，而是先进行辨证分析，搞清楚相互关系，分清标本缓急再辨证施治，可减少治疗靶点，节约治疗时间，提高临床疗效。

第九节　腰　痛　治　腿

　　患者　男，56 岁。

　　主诉　腰痛 4 年余，加重 10 天。

　　病史　4 年前无明显诱因出现腰痛，反复发作，推拿治疗可缓解。10 天前劳累后腰痛复现，疼痛较以往加剧，推拿治疗 10 天无缓解。为进一步明确诊断来诊。

　　症状　腰部剧痛，弯腰加重，卧位减轻，须不断变换姿势。久坐、久立加重，行走更甚。

　　体征　$L_{1\sim5}$ 棘突旁开一横指处压痛（+）。双侧髂后上棘上缘触及纵行条索，压痛（+）。双侧腰大肌紧张，压痛（+），双侧托马斯征试验（+）。立位弯腰时髂后上棘处有疼痛及牵拉感。

　　影像　腰椎 CT 示腰椎曲度过大，腰椎间盘膨隆，未见明显神经根及硬膜囊受压。

　　印诊　竖脊肌损伤；腰大肌损伤；多裂肌损伤。

　　治疗　针刀刺右侧髂后上棘上缘，松解竖脊肌。

　　结果　腰痛明显减轻，立位弯腰髂后上棘处疼痛及牵拉感消失。

　　二诊　腰痛复现，症状如前。

　　考虑　竖脊肌损伤不是疼痛的根源因素，治疗有效而复发。

　　治疗　手法松解腰大肌，针刀刺腰部多裂肌，腰椎斜牵法松动腰椎关节。

　　结果　腰痛明显减轻，立位弯腰髂后上棘处疼痛及牵拉感消失。

　　三诊　腰痛复现，症状如前。

　　考虑　诊断错误，重新查体。

　　查体　触诊腘绳肌、小腿三头肌紧张，压痛（+），立位弯腰时手不能触地，腰椎弯曲如常，屈髋不足 65°，仰卧位双侧腘窝不能贴床面，踝关节背伸约 15°，双侧直腿抬高不足 60°。

　　诊断　腘绳肌短缩；小腿三头肌短缩。

治疗 手法松解腘绳肌、小腿三头肌。

结果 腰痛明显减轻，立位弯腰髂后上棘处疼痛及牵拉感消失。

四诊 腰痛减轻一半以上，立位弯腰时髂后上棘略有不适，无牵拉感。

治疗 继续松解腘绳肌、小腿三头肌，教患者自我伸展腘绳肌及小腿三头肌，巩固疗效。

讨论 患者腰痛，最痛点在髂后上棘附着点。首诊局部松解治疗后症状减轻，隔日症状复现，说明此点非损伤的根源因素。二诊松解损伤的腰大肌、多裂肌，松动腰椎关节，结果同前，排除腰椎局部因素引发腰痛。

再次查体见患者腘绳肌及小腿三头肌短缩，屈髋严重不足，推知屈髋不足，腰椎过度前屈代偿而损伤，与患者弯腰时腰痛加重、髂后上棘处有牵拉感症状相符，诊断为腘绳肌、小腿三头肌短缩。

治疗局部损伤只能解决病之标，一时之痛可解，然其本未除，故第2日症状复现。松解腘绳肌及小腿三头肌，解除屈髋的限制，屈髋正常则腰椎无须过度前屈，腰部软组织不再被过度牵张而损伤，腰痛得解。

按语 卧位腰椎 MRI 或 CT 不能真实反映腰椎的生理曲度，因为平卧时腰椎曲度会自然变小或变成平直状态。但是腰椎 MRI 或 CT 见到腰椎曲度过大还是有临床意义的，只是会比立位时真实的腰椎曲度更大一些，可提示骨盆前倾、腰大肌短缩等，结合其他查体更为准确。

整理：丁明阳

第十三章 臀 痛

第一节 久坐引发的臀痛

患者 女，47岁。

主诉 臀部疼痛3天。

病史 3天前劳累后出现左侧臀部疼痛，活动加重，休息减轻，经人介绍来诊。

症状 左侧臀部酸痛，腰部不适，翻身、坐起、上楼梯时疼痛加重。

印诊 腰大肌损伤；臀大肌损伤。

追问：晨起穿袜子是否困难？

回答：很吃力。

追问：哪里吃力？

回答：左侧臀部疼痛。

思考 穿袜子时屈髋加髋外展，臀大肌被拉长、发力外展髋关节而疼痛。

追问：穿袜子时腰部疼痛吗？

回答：不会。

思考 腰大肌没问题。

体征 髂后上棘外侧压痛（＋），可触及自髂后上棘斜向外下走行的条索，骶骨侧面压痛（＋）；骶髂关节压痛（－），叩击痛（－）；臀上皮神经走行区域未触及结节、条索，压痛（－）；双侧腰大肌腹部、髂窝部及小转子部压痛（＋），双侧托马斯征（＋）；双侧直腿抬高试验（－）；双侧骶髂关节分离试验（－）；双侧跟腱反射、膝反射正常，病理反射未引出。

影像 立位骨盆平片未见骨关节异常。

诊断 臀大肌损伤；腰大肌损伤。

讨论 患者臀部酸痛，考虑臀大肌损伤。翻身、坐起、上楼梯时疼痛加重，晨起穿袜子困难，考虑腰大肌损伤。穿袜子时臀部疼痛，腰部无疼痛，考虑臀大肌损伤，排除腰大肌损伤。

骶髂关节压痛（－），叩击痛（－），双侧骶髂关节分离试验（－），且X线检查未见骨关节异常，排除骶髂关节损伤。臀上皮神经走行区域未触及结节、条索及压痛，排除臀上皮神经卡压综合征。无下肢放射痛，且双侧直腿抬高试验（－），排除腰椎间盘突出症。

髂后上棘外侧压痛（＋），可触及自髂后上棘斜向外下走行的条索，骶骨侧面压痛（＋），诊断为"臀大肌损伤"。腰部不适，双侧腰大肌压痛（＋），双侧托马斯征（＋），虽没有腰大肌相应临床症状，仍诊断为"腰大肌损伤"，并予以治疗。腰大肌与臀大肌互为拮抗肌，腰大肌松解后臀大肌张力自然减小，治疗腰大肌有利于臀大肌的快速恢复。

　　按语　腰大肌损伤后短缩无力，主动发力屈髋会引起腰部疼痛。穿袜子主动屈髋，因腰大肌损伤而不能完成。屈髋时臀大肌被动拉长，臀大肌损伤亦会引发疼痛而致动作无法完成。故查体、问诊时不但要看动作是否能完成，还要看不能完成的原因之所在，才能得出正确结论。

整理：李中旭

第二节　游泳导致的臀膝疼痛

　　患者　男，60 岁。

　　主诉　右侧臀膝部疼痛 15 天。

　　病史　两周前游蛙泳致右臀及膝部疼痛，曾在吉林大学白求恩第一医院就诊，查腰椎及股骨头 MRI 未见明显异常，行痛点封闭治疗 3 次，每次治疗后疼痛消失，三五天后疼痛复现，经亲属介绍来诊。

　　症状　右侧臀及膝部外侧疼痛，上楼梯加重。

　　影像　自带腰椎 MRI、股骨头 MRI 未见异常。

　　考虑　髂胫束损伤？

　　体征　痛点位于臀部外侧及膝部外侧。腰部无紧张，压痛（－），叩击痛（－），无放射痛，直腿抬高试验（－）；骶髂关节分离试验（－）；臀小肌紧张，压痛（＋）；膝部外侧未触及压痛及结节。

　　诊断　臀小肌损伤。

　　治疗　手法松解臀小肌。

　　结果　臀膝疼痛消失。嘱患者爬楼梯验证疗效，五层楼往返臀及膝部无疼痛。

　　讨论　MRI 检查未见异常，排除"腰椎间盘突出症"、"股骨头坏死"，查体进一步证实。据痛点考虑为"跑步膝"，阔筋膜张肌损伤致臀部外侧疼痛，阔筋膜张肌紧张牵拉髂胫束致其紧张，行走时髂胫束与胫骨外侧髁摩擦损伤，发为膝痛，上楼梯加重支持该诊断。查体阔筋膜张肌无紧张，压痛（－），胫骨外侧髁压痛（－），未触及条索及结节，否定此诊断。

　　臀小肌紧张，压痛（＋），诊断为"臀小肌损伤"。臀小肌起于髂骨翼外面，止于股骨大转子前缘。具有外展、屈曲、内旋髋关节的作用。蛙游收腿时髋关节外展屈曲外旋，蹬腿时髋关节内收伸展内旋，臀小肌在两个过程中分别承担主动肌与拮抗肌的双重作用，受伤机会较大。上楼梯动作与游泳相似，损伤的臀小肌不但要在髋关节屈伸、旋转过程中作为运动肌发力完成动作，还要作为稳定肌稳定髋关节，故疼痛加剧。

　　松解臀小肌后臀及膝部疼痛消失，证实诊断正确。膝部外侧疼痛考虑为臀小肌激痛点活化所致的引传痛，或为神经的反射性疼痛，疼痛的根源消除，膝部疼痛随之缓解。

整理：齐　伟

第三节　变异的梨状肌综合征

患者　女，54 岁。

主诉　左臀及大腿后外侧麻痛 1 个月。

病史　1 个月前无诱因出现左臀及大腿后外侧麻痛，行走加重，超 500m 出现左侧臀部剧痛、痉挛，蹲下休息后症状缓解，曾在当地县医院就诊，考虑"腰椎间盘突出症"，行腰椎 MRI 检查未见到间盘突出及神经根受压，不能明确诊断。为求中医治疗来诊。

症状　右侧臀部及大腿后外侧麻木疼痛，行走加重，久则臀部剧痛、痉挛，蹲下休息减轻。

查体　腰部、骶部压痛（-），臀中肌、臀小肌压痛（-），双侧直腿抬高试验（-）。臀大肌紧张，压痛（+），大腿后外侧筋膜肥厚。左侧梨状肌紧张，压痛（+），梨状肌紧张试验（+）。臀上皮神经出口处未触及条索和结节。

影像　自带 MRI 未见明显异常；X 线片见第 5 腰椎椎体轻度向前滑脱，腰骶角过大，骶椎水平。

诊断　臀大肌损伤；梨状肌综合征。

讨论　腰椎管狭窄症引起的间歇性跛行为主症，表现为行走后双下肢麻木疼痛无力，以小腿为著，下蹲休息后可以缓解。本案症状在单侧，疼痛部位为臀及大腿后外侧，与腰椎管狭窄症所引起的间歇性跛行不同。腰椎 MRI 未见异常，排除"腰椎管狭窄症"诊断。X 线片见第 5 腰椎向前滑移，可诊断为"腰椎失稳"，因没有腰痛等相应临床症状，故暂不予以诊断。左侧臀及大腿后侧麻痛，行走后加重，休息后减轻，诊断为"臀大肌损伤"；大腿后外侧筋膜肥厚，考虑为局部筋膜病或者臀大肌激痛点活化引起的引传痛。触及左侧梨状肌紧张，压痛（+），梨状肌紧张试验（+），诊断为"梨状肌综合征"。行走时臀部肌肉剧痛、痉挛，考虑行走时紧张的梨状肌卡压梨状肌上、下孔之神经血管所致。

梨状肌起于骶骨前面，止于股骨大转子尖。其上为梨状肌上孔，自内向外依次有臀上静脉、臀上动脉和臀上神经通过。其下为梨状肌下孔，自内向外依次有股后皮神经、臀下静脉、臀下动脉、阴部神经、坐骨神经、臀下神经通过。梨状肌损伤后痉挛，行走时可卡压或刺激梨状肌上、下孔的神经及动脉，神经受刺激可引起神经支配区域（臀上神经支配臀中肌、臀小肌、阔筋膜张肌；臀下神经支配臀大肌）的疼痛或痉挛；动脉受刺激痉挛，引起其供血区域（臀上动脉、臀下动脉共同营养臀部肌肉）缺血，也可引起臀部的疼痛、痉挛。患者行走后臀部症状可能来源于其中之一，或者两者共同作用。

按语　梨状肌综合征以臀腿痛为主要临床表现，多影响梨状肌下孔内坐骨神经引发类坐骨神经痛症状。本案不但影响梨状肌下孔，还影响了梨状肌上孔，不但影响相应的神经，还影响了相应的血管。

整理：谢海亮

第十四章 髋 痛

第一节 不一样的弹响髋

患者 女，57 岁。

主诉 右侧髋部疼痛、走路弹响 12 天。

病史 12 天前着凉后出现右侧髋部疼痛，走路时弹响。上下楼梯疼痛加重。颈椎病、腰椎间盘突出症 20 余年，寰枢关节半脱位 12 年。

症状 右侧髋部疼痛，走路弹响，上下楼梯时加重。

体征 仰卧位下肢外旋：右侧 80°，左侧 60°，右侧大转子向外移位，大转子外侧压痛（＋），右侧臀小肌紧张，压痛（＋），右臀中肌前束紧张，压痛（＋），右侧阔筋膜张肌紧张，压痛（＋），双侧腰大肌紧张，压痛（＋）。

诊断 髋关节错缝。

治疗 松解右侧臀中肌、臀小肌、阔筋膜张肌、双侧腰大肌；起点加压问号复位法复位髋关节。

结果 右髋部疼痛及走路弹响消失。

讨论 弹响髋是由屈髋时与大转子摩擦所致，多由髂胫束紧张而引起。本案髂胫束并无明显紧张，而是股骨大转子外移致屈髋时大转子与髂胫束摩擦产生弹响。患者为射击运动员，立位持枪时骨盆向右平移，日久致髋关节错缝，大转子外平移，走路时与髂胫束摩擦，发为弹响髋。

髋关节错缝后，臀中肌、臀小肌、阔筋膜张肌、腰大肌紧张以维持髋关节稳定性。治疗时松解髋关节周围肌肉，复位髋关节，大转子回到原位，屈髋时与髂胫束摩擦解除，弹响消失。

整理：黄文清

第二节 股骨头坏死不是男人的专利

患者 女，59 岁。

主诉 左侧髋部疼痛 2 个月。

病史 2 个月前无诱因出现左大腿根部疼痛，行走加重，曾到附近医院就诊，拍骨盆平片诊断为"髋关节炎"，嘱其回家静养，症状未缓解，为求中医治疗来诊。

症状 左侧髋部疼痛，行走后加重。

体征 左侧腹股沟中点压痛（＋），左骶髂关节分离试验（＋），环跳穴压痛（－），大转子叩击痛（-），下肢纵向叩击痛（-），左侧髋关节内外旋无明显受限。

影像　自带骨盆平片示左侧髋关节间隙变窄，髋臼上缘骨密度增高，左侧股骨头轮廓不规则，可见片状低密度区。

印诊　股骨头坏死。

问：是否用过激素类药物？**答**：没有。

问：喝酒吗？**答**：不喝。

问：有过外伤吗？**答**：没有。

思考　患者左侧髋部疼痛，腹股沟中点压痛（+），骶髂关节分离试验（+），骨盆平片示左侧髋关节间隙变窄，左侧股骨头轮廓不规则，可见片状低密度影，考虑股骨头坏死；但女性患股骨头坏死者罕见，且无饮酒，无激素类药物使用史，排除了创伤、酒精和激素类药物因素影响的可能，不能妄下诊断，故拍 MRI 明确诊断。

影像　MRI 示左侧股骨头缺血性坏死，双髋关节腔积液。

诊断　股骨头缺血性坏死（左）。

治疗　①骨痿灵胶囊口服，活血化瘀、补肾壮骨。②推拿松解髋关节周围肌肉，纠正髋关节错缝。③拄双拐，减轻负重，防止股骨头受压塌陷。④必要时手术治疗。

讨论　股骨头坏死为男性常见疾病，女性罕见。本案先前诊断为"髋关节炎"，但骨盆平片疑点较多，性别、体征及既往史与疾病特点不符，故行 MRI 检查以进一步确诊。

髋关节错缝，因股骨头与髋臼位置异常，关节囊及圆韧带受到挤压或牵拉，影响股骨头供血；局部关节间隙变窄，股骨头受力面积减小，压强增大，造成股骨头内压增高，影响股骨头血液循环。股骨头供血不足，发为股骨头缺血性坏死。

推拿松解髋周肌肉，降低肌肉张力，复位髋关节，调整股骨头与髋臼异常对位，使圆韧带与关节囊处于松弛状态，恢复股骨头供血，髋关节对位正常，股骨头局部压力减小，头内压降低，血液循环畅通，加速修复。

按语　发病率低不等于不可能。症状、体征是诊断的重要依据，但不是全部。临床诊断必须病史、症状、体征、影像相结合，以免误诊、漏诊。

整理：钱　鑫

第十五章　膝　痛

第一节　以痛为腧无效的膝痛

患者　女，58岁。

主诉　左膝疼痛、下蹲不能2个月余。

病史　2个月前爬山后左踝疼痛，继而左膝疼痛、下蹲受限，自觉下蹲时左侧髌骨高于右侧。曾在社区康复中心、宝安中心医院、武汉武警总院就诊，拍片后诊断为"膝骨关节炎"，予以针灸、推拿、中药口服、中药外敷等无效。为求中医治疗来诊。

症状　左侧膝关节疼痛，下蹲不能。

体征　立位下蹲时，左膝屈曲约110°，左侧髌骨向前突出，明显高于右侧。髂腰肌紧张，压痛（+），股直肌紧张，压痛（+），髌骨底压痛（+），髌骨研磨试验（+），左侧腘窝中央触及0.5cm×3cm纵行条索，压痛（+）。

影像　膝关节X线片（图15-1）示：髌骨上移2cm，髌骨内侧面欠平整，髌骨底肌肉附着点钙化。

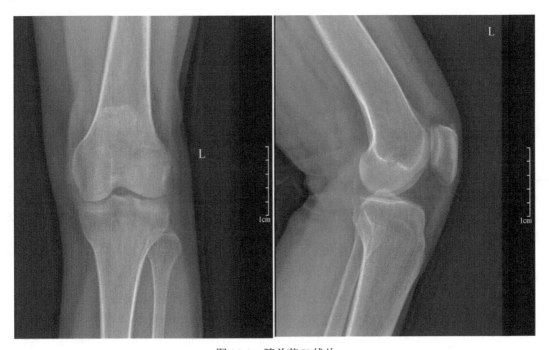

图15-1　膝关节X线片

诊断　髌软骨软化症。

治疗　松解髂腰肌、股直肌，松动髋、膝、踝关节。

结果　两次治疗后膝痛减轻八成，下蹲如常，膝部略有不适感。

讨论　患者膝痛，下蹲受限，髌骨研磨试验（+）；X 线片见髌骨上移 2cm，髌骨内侧面欠平整，髌骨底肌肉附着点肌腱钙化，诊断为"髌软骨软化症"。股直肌短缩，拉髌骨向上，X 线片见髌骨上移 2cm，查体见股直肌紧张，压痛（+），髌骨底压痛（+）。髌骨上移，下蹲过程中不能下滑进入髁间窝，顶在股骨前方，故髌骨前突、下蹲受限。

爬山后发病，疑为爬山时抬腿屈髋过多，损伤髂腰肌，导致屈髋无力，股直肌代偿屈髋而紧张，牵拉髌骨致其上移。下蹲时髌骨下滑受限，与股骨髁部互相挤压摩擦增大，致髌骨及股骨软骨破坏（故认为此病名应为髌软骨软化症而非髌骨软骨软化症），同时髌骨底肌肉附着点过度牵张、损伤而疼痛，加之髌骨下移不能，故下蹲受限。软组织受牵张日久，附着点钙化，X 线片可见。

治疗时松解股直肌，髌骨下移自如，则下蹲时髌股关节过度挤压摩擦解除，髌骨可下移至髁间窝，则下蹲受限及疼痛得解，去其标。股直肌紧张源于髂腰肌损伤后屈髋无力，故松解强化髂腰肌，屈髋有力，则股直肌无须代偿屈髋功能，紧张之因得除，绝其本。筋歪骨错，骨错筋歪，两者互为因果，理筋之后，纠正髋、膝、踝诸关节，恢复膝周及整个下肢筋骨平衡，防其反复。

最近治疗的膝关节疼痛患者，查体时多见腘窝后方纵行条索，据解剖位置考虑为胫神经腘窝部，受到牵张或挤压刺激水肿所致。胫神经内侧为半膜肌、腓肠肌内侧头，外侧为股二头肌、腓肠肌内侧头；深层为腘动静脉、跖肌、腘肌，下方穿比目鱼肌腱弓，均有影响胫神经的可能。

按语　患者膝痛，诊断为"膝骨关节炎"无可厚非。膝部软组织损伤导致膝痛是标，髂腰肌和股直肌损伤是本，故在局部针灸、推拿治标无效，松解股直肌、髂腰肌治本立竿见影。

整理：张　成

第二节　屈髋受限的膝痛

患者　女，34 岁。

主诉　久蹲右侧膝关节疼痛 6 个月余。

病史　6 个月前无诱因出现久蹲右侧膝关节疼痛，起身良久才能缓解，未予治疗，为求中医治疗来诊。

症状　下蹲右侧膝部不适，5 分钟以上出现疼痛，蹲久则痛甚，起身后 10 分钟左右疼痛缓解。

体征　痛点位于膝关节内，髌骨后方。下蹲时右膝位于左膝前方 2cm。髌骨底压痛（+），股外侧肌近髌骨处见纵行条索，压痛（+）。右侧髂腰肌紧张，压痛（+）。髌骨研磨试验（+），侧向试验（-），抽屉试验（-），麦氏征（-）。右侧臀大肌、臀中肌、阔筋膜张肌紧张，压痛（+），右侧腘肌紧张，压痛（+）。

影像　右膝关节 X 线片（图 15-2）示膝关节内侧间隙变窄，膝内翻，髌骨上移 2cm、内移 1cm，胫骨内旋。

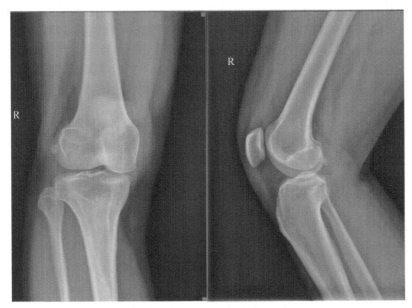

图 15-2　右膝关节 X 线片

诊断　膝内翻；髌软骨软化症；肌肉损伤（髂腰肌、臀大肌、臀中肌、阔筋膜张肌、腘肌）。

治疗　理筋手法松解髂腰肌、股外侧肌、腘肌及内收肌群；刃针松解臀大肌、臀中肌、阔筋膜张肌。正骨手法松动髋、膝、踝关节。

结果　3 日后复诊，下蹲出现膝痛时间提前，疼痛程度减轻，起身后疼痛缓解速度加快。

症状　仰卧下肢伸直时右侧膝关节不适（首诊未提及）。

体征　臀肌紧张试验（+），仰卧左足外旋 65°，右足外旋 75°。

补充诊断　臀肌挛缩症。

治疗　手法加针刺松解臀大肌、臀中肌，松动髋关节，伸展臀肌。

结果　下蹲 5 分钟膝关节无疼痛。

讨论　首诊患者久蹲膝痛，痛点位于膝关节内，髌骨后方；髌骨研磨试验（+）；右侧膝关节内侧间隙变窄，膝内翻，髌骨上移 2cm、内移 1cm，胫骨内旋；诊断为"膝内翻"、"髌软骨软化症"。右侧股外侧肌近髌骨处纵行条索，压痛（+），髌骨底压痛（+），诊断为"股外侧肌损伤"。右侧臀大肌、臀中肌、阔筋膜张肌紧张，压痛（+），诊断为"臀大肌损伤"、"臀中肌损伤"、"阔筋膜张肌损伤"。右侧腘肌紧张，压痛（+），诊断为"腘肌损伤"。右侧髂腰肌紧张，压痛（+），诊断为"髂腰肌损伤"。以上为首诊，诊断依据充分，并无任何不当之处，据此诊断予以治疗后，下蹲疼痛时间提前，起身后缓解时间缩短，喜忧各半。

复诊患者提及"仰卧下肢伸直时右侧膝关节不适"，遂嘱其取仰卧位，见左足外旋 65°，右足外旋 75°。查臀肌紧张试验（+），补充"臀肌挛缩症"临床诊断。右下肢相对旋外，系臀肌挛缩症引起，膝部不适与臀肌挛缩相关。臀肌挛缩，股骨外旋，胫骨内旋，仰卧下肢伸直时膝关节相对旋转剪切力较大，故有不适感。由于臀肌挛缩，屈髋受限，下蹲时屈髋不足由屈膝代偿，右侧膝关节被推向前方，超出左侧膝关节。由于超范围屈膝，加之膝关节内翻、髌骨内上移位，髌股关节、股胫关节过度挤压及关节周围软组织过度牵张而疼痛。

由上分析可知：膝关节疼痛源于膝关节本身病变及下蹲时膝关节过度屈曲，过度屈曲源于髋关节屈曲受限，髋关节屈曲受限源于臀肌挛缩。所以首诊治疗以膝部为主，治的是标，效不显；复诊治疗以臀肌挛缩为主，治的是本，故疗效显著。

按语 痛证久治不愈或经常反复者，多是未找到真正的病因，徒治其标，治病必求于本。

第三节 神经阻滞加重的膝痛

患者 女，59 岁。

主诉 右膝疼痛、活动受限 1 个月。

病史 1 个月前无明显诱因出现右膝内侧疼痛，5 天前就诊于本市某医院疼痛科，诊断为"鹅足滑囊炎"，行局部神经阻滞后，出现右膝前外侧剧痛，经朋友介绍前来就诊。

症状 右膝外侧剧痛，衣服触碰则剧痛难忍，不能下蹲。

体征 右膝鹅足部青紫，轻微肿胀，压之剧痛难忍，并放射至髌腱外侧，以指压髌腱前面则放射痛消失。髌下脂肪垫压痛（+）；内、外侧副韧带压痛（−）；研磨试验（−）；腘肌压痛（−）。

影像 膝关节正侧位 X 线片未见骨质异常。

诊断 鹅足滑囊炎；隐神经髌下支损伤。

治疗 手法松解髌腱上方筋膜，疼痛减轻 40%；手法松解膝外侧筋膜及髌骨支持带，疼痛减轻 50%；手法松解髌下脂肪垫、髂胫束及小腿外侧的筋膜，膝部疼痛基本消失，下蹲自如无疼痛。

讨论 患者膝内侧疼痛，为鹅足滑囊炎所致。局部神经阻滞为治疗鹅足滑囊炎的有效方法，阻滞术后鹅足部疼痛减轻。术后鹅足部青紫肿胀，考虑阻滞过程中刺破血管所致。肿胀压迫或炎性反应刺激或神经阻滞时刺伤隐神经髌下支鹅足部的浅表分支，引发髌下支横过髌腱表面的分支支配区域反射性疼痛，发为膝前外侧疼痛。

隐神经髌下支偏下方的分支分布于鹅足表面，查体按压时反射性引起其斜向外下的神经分支支配区（膝外侧）疼痛。此分支横过髌腱表面，故用手指按压时阻断了神经传导，膝前外侧反射性疼痛不再出现。

鹅足滑囊炎多因膝外翻时膝关节内侧张力增大，行走时鹅足腱牵张或挤压鹅足滑囊而发。松解膝周筋膜，加速局部血液和淋巴循环，促进局部炎症和水肿的吸收，则疼痛减轻。松解髂胫束及小腿外侧筋膜，可使膝关节外侧张力下降，膝外翻减轻，下肢力线恢复，膝关节内侧张力减小，使鹅足腱松弛，对鹅足滑囊的挤压和摩擦解除，疼痛消失。

相关解剖 隐神经髌下支由缝匠肌和股薄肌之间、近股骨内侧髁部浅出，内收肌结节下方 1.0～1.5cm 处进入膝关节前内侧皮下，大多数隐神经髌下支浅出后，分为两主分支，斜向下外横过髌腱表面，最终分布于髌腱前外侧皮肤。偏下方的主分支又分一较大支分布于膝前内下鹅足部浅表。当鹅足有炎症时，会累及隐神经的膝前内下鹅足部浅表的分支，反射性地累及另一条主分支，从而引起髌腱前外侧疼痛。

整理：张艳美

第四节　髂胫束损伤的膝痛

患者　男，58 岁。

主诉　左膝疼痛、下蹲受限 3 天。

病史　3 天前晨起发现膝部疼痛，屈伸不能，无法站立，贴敷膏药治疗症状减轻，但不能久行及下蹲，朋友介绍来诊。

症状　左膝外侧疼痛，下蹲、久行加重。

体征　左侧膝关节形态色泽正常，无肿胀，仰卧位腘窝不能贴床面，髌骨研磨试验（-），挺髌试验不能配合，髌下脂肪垫压痛（-），胫骨结节压痛（-），鹅足滑囊无肿胀，压痛（-），腘肌压痛（+），膝关节肌压痛（+），Gerdy 结节压痛（+），阔筋膜张肌、臀中肌紧张，压痛（+），髂胫束紧张试验（+），臀肌紧张试验（+）。左膝关节立位屈曲约 80°。

影像　自带膝关节 X 线片见髌骨上缘钙化。

诊断　髂胫束损伤。

治疗　膝下垫枕，手法松解膝关节肌，下蹲左膝关节屈曲达 115°。俯卧位松解腘肌下蹲无明显改善。侧卧位松解阔筋膜张肌、臀中肌、髂胫束，下蹲正常，膝外侧稍有不适。

讨论　下蹲受限多为髌骨上移、腘肌损伤、半月板移位所致，本案却由髂胫束损伤后挛缩引发，临床首次见到。髂胫束与外侧副韧带共同维持膝关节外侧稳定，其松弛无力会造成膝关节失稳，过度紧张导致膝关节错缝，进而引起膝关节活动障碍，下蹲受限。

晨起膝痛，考虑前日运动损伤不自知，或睡中姿势不良长时间牵张或挤压髂胫束或其相关肌肉，引发髂胫束紧张，进而导致膝关节错缝，致膝关节活动受限。下蹲时膝外侧紧张、Gerdy 结节压痛（+）、阔筋膜张肌、臀中肌紧张，压痛（+），髂胫束紧张试验（+），诊断为"髂胫束损伤"。阔筋膜张肌与臀中肌筋膜与髂胫束相连，肌肉紧张可引发髂胫束紧张。

松解膝关节肌，下蹲幅度略有改善，不能达到正常，知其非主要矛盾，不予诊断。松解腘肌下蹲无改善，知其与本病无关，不予诊断。治疗时松解髂胫束及与其相连接的阔筋膜张肌和臀中肌，髂胫束紧张得解，筋柔骨正，膝关节错缝得以纠正，关节功能自然恢复。松解阔筋膜张肌、臀中肌、髂胫束症状改善最为明显，知其为下蹲受限的主要矛盾，故诊断为"髂胫束损伤"。

相关解剖　Gerdy 结节是以法国医生 Pierre Nicolas Gerdy（1797—1856）命名，指胫骨外侧的结节，是髂胫束的止点。关节面下方 3cm 胫骨前外侧突起是髌韧带止点胫骨结节。胫骨结节近端外侧是髂胫束止点 Gerdy 结节。

臀中肌：位于臀小肌浅面和臀大肌深面，是髋关节外展的原动肌。臀中肌的形状、纤维走向和功能类似于肩关节的三角肌。像三角肌一样，臀中肌有多种功能，包括髋关节的外展、屈曲、伸展、内旋和外旋。臀中肌是一块有力而灵活的下肢肌肉。臀中肌浅面部分深筋膜与髂胫束相延续。

阔筋膜张肌与髂胫束阔筋膜张肌是髋部前方外侧缘的肌肉。与阔筋膜张肌相连的大而厚实的肌腱是下肢非常重要的稳定结构，即髂胫束，它是髋关节和膝关节外侧的主要稳定结构。阔筋膜张肌（前部）和臀大肌（后部）的肌纤维在外侧下行止于髂胫束。髂胫束过大腿外侧附着于胫骨外侧髁前面。髂胫束远端纤维辅助外侧副韧带以防股骨外侧髁和胫骨外侧髁的分离。

膝关节肌：指大腿前部的小肌肉，位于膝盖之上。在股中间肌深层，有时与其融合。膝关节肌由几条独立的肌束组成。功能为膝伸展时将膝关节囊向上拉。

整理：胡　哲

第五节　辨证阅片理筋正骨

患者　女，46岁。

主诉　双侧膝关节疼痛3年余。

病史　3年前爬山过多，致双侧膝关节疼痛，蹲起困难，上下楼梯加重。之后反复发作，经治未愈，为求中医治疗来诊。

症状　双侧膝关节疼痛，右重左轻，蹲起困难，上下楼梯加重。

体征　痛点位髌骨上缘，髌底压痛（＋）。仰卧位下肢外旋：左侧60°，右侧50°。股外侧肌条索，压痛（＋），内收肌群紧张，压痛（＋），髌骨研磨试验（＋），腘肌压痛（＋）。侧向试验（－），抽屉试验（－），麦氏征（－）。右膝下蹲受限，左膝代偿（图15-3）。

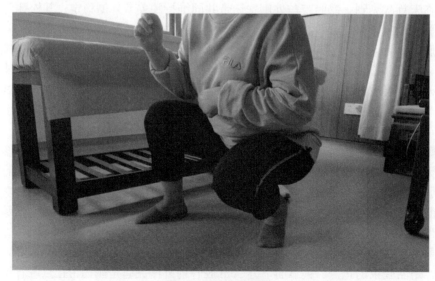

图15-3　治疗前下蹲

影像 膝关节X线片（图15-4）：股胫关节内侧间隙变窄，髌骨居中，髌骨内侧面欠平整，髌骨底肌肉附着点钙化。

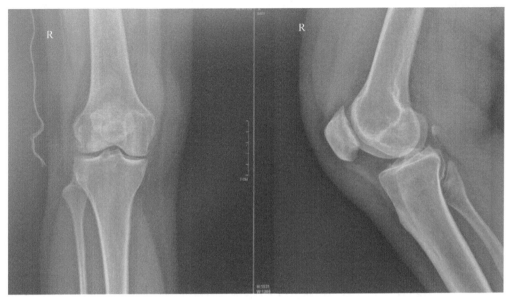

图15-4 膝关节X线片

诊断 股外侧肌损伤；髌软骨软化症。

治疗 松解肌外侧肌、内收肌群，起点加压问号复位法松动髋关节；中点加压反问号复位法松动膝关节；背伸牵抖法松动踝关节。

结果 膝痛消失，下蹲及蹲起自如，下楼梯膝痛明显减轻，下蹲不受限，无须左侧代偿（图15-5）。

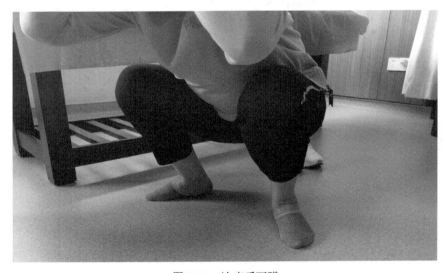

图15-5 治疗后下蹲

讨论 本案 X 线片见髌骨居中，实则向外移位，治疗时必须松解骨外侧肌，以调其衡。片中可见股胫关节内侧间隙变窄，股骨与胫骨在同一直线上，为膝内翻。在此状态下，髌骨应该向内移位。然片中所见不然，处于接近中间位，原因在于股外侧肌损伤后挛缩，牵拉髌骨向外，与膝内翻所致的髌骨内移相消，故片中所见髌骨居中。

片中髌骨虽然处于正确位置，却是筋骨异常（股外侧肌损伤、膝内翻）共同作用的结果，对损伤之筋、错位之骨辨证施治，恢复膝关节的筋骨平衡，膝部疼痛得除，关节功能得以恢复。

按语 看到的不一定是真的，看不到的不一定不存在，必须运用中医辨证思维，四诊合参，才能去伪存真，得出正确诊断，进而选择最有效的治疗。

整理：李　静

第六节　盘状半月板一定要手术吗？

患者 女，55 岁。

主诉 下蹲受限 1 年余。

病史 1 年前久行后双膝关节疼痛、下蹲受限，右重左轻，曾在外院就诊，拍 MRI 诊断为"盘状半月板"、"半月板损伤"，予以止痛剂治疗不效，建议手术治疗，患者拒绝，为求中医治疗来诊。

症状 双侧膝关节疼痛，下蹲受限，右重左轻，劳累加重。

体征 双侧膝关节略肿胀，双侧膝内翻，挺髌试验（+），双侧腘肌压痛（+），下蹲屈膝约 60°，右侧受限为主。

影像 自带双膝 MRI（图 15-6）报告：双侧前交叉韧带损伤，双侧盘状半月板、双侧半月板 II° 损伤，右侧股骨、胫骨软骨及骨质损伤。

> 诊断意见：
> 　　腰椎：1. $L_{4/5}$、L_5/S_1 椎间盘轻度突出。
> 　　　　2. 腰椎骨质疏松并退行性变，L_4 椎体下缘、L_5/S_1 水平相对缘终板炎。
> 　　　　3. L_5 棘突左侧小囊性病变。
> 　　左膝：1. 左膝外侧盘状半月板，内侧半月板体部可疑撕裂，余内、外侧半月板 II 度损伤。
> 　　　　2. 左膝前交叉韧带部分损伤，腘肌腱、外侧副韧带、后交叉韧带上部分稍肿胀。
> 　　　　3. 左髌骨骨软骨损伤。
> 　　　　4. 左膝关节腔少许积液。
> 　　右膝：1. 右膝外侧盘状半月板，内、外侧半月板 II 度损伤。
> 　　　　2. 右膝前交叉韧带损伤，腘肌腱、外侧副韧带上止点稍肿胀。
> 　　　　3. 右膝骨骨软骨损伤，股骨下段、胫骨上段少许骨质损伤。
> 　　　　4. 右膝关节腔少许积液。

图 15-6　双膝 MRI 报告

诊断

1. 膝内翻（双侧）

2. 髌软骨软化症（双侧）

3. 盘状半月板（双侧）

4. 半月板Ⅱ°损伤（双侧）

5. 前交叉韧带损伤（双侧）

验证性治疗　治疗较重的右侧。松解髂腰肌、臀大肌、臀中肌、臀小肌、大腿前群、大腿内侧群、小腿三头肌、腓骨长短肌、腘肌，松动髋、膝、踝足关节，纠正膝内翻及髌骨上移。

结果　下蹲可超过90°，左侧受限为主。

结论　松筋正骨治疗有效，无须手术治疗。

按语　患者久行后出现膝痛、下蹲受限，久行为本病发作的诱发因素。查体见双侧膝关节内翻，膝关节MRI见双侧盘状半月板、双侧半月板损伤、双侧交叉韧带损伤，虽与本病有相关性，但在症状发生前便已经存在，故为下蹲受限的原发因素。下蹲时膝关节疼痛而不能继续下蹲，与髌软骨软化症直接相关。患者久行抬腿过多，致髂腰肌损伤，屈髋力量下降，股直肌代偿屈髋，因其力量不足而处于紧张状态，加之膝内翻，髌骨向内上移位，下蹲过程中髌骨不能正常下滑进入髁间窝，造成髌骨与股骨之间挤压力增大，髌腱的张力增加而损伤，引发膝痛下蹲受限。

以上分析可见，髌软骨软化症为疼痛的主要因素，膝关节内翻为次要因素，故作为第一、二诊断。治疗时，先解决因久行损伤的髂腰肌，继之损伤的股直肌等大腿前群肌肉，解决髌骨上移。再松解臀部肌肉、内收肌群、腘肌，松动髋膝关节，纠正股骨外展外旋、胫骨内收内旋，解决膝内翻。最后松解小腿三头肌、腓骨长短肌，松动踝足关节，消除膝内翻引起的足踝关节代偿。验证性治疗后下蹲达90°，且下蹲受限转为左侧，说明治疗方案无误。盘状半月板、半月板损伤、交叉韧带损伤虽为异常，但与现有症状无明显关联，没有处理的必要性，暂时无须相应手术治疗。

相关解剖　膝关节肌：是位于膝盖上方大腿下方的小骨骼肌，起于股骨体下部的前表面，止于髌上囊，并与股中间肌和股内侧肌相连。在膝盖屈膝中，膝关节肌向上拉动髌上囊，具有辅助屈膝的功能。膝关节肌由股外旋动脉供应血液，并受 $L_{2\sim4}$ 股神经分支支配。

髂腰肌：位于腰椎两侧和髂窝内，由腰大肌、髂肌组成。腰大肌起自第12胸椎和第1～5腰椎体侧面和横突；髂肌起自髂窝，止于股骨小转子。近固定时，使髋关节屈曲和外旋。远固定时，一侧收缩，使脊柱向同侧屈；两侧收缩，使脊柱屈和骨盆前倾。受 $L_{2\sim4}$ 股神经分支支配。

腓骨长、短肌：腓骨长肌起于腓骨外侧面上部，经外踝后方斜行至足底的内侧缘止于内侧楔骨及第1跖骨底下面。腓骨短肌在腓骨长肌深面，起于腓骨外侧面下部，止于第5跖骨粗隆。具有使足外翻、跖屈的功能。受 L_5、S_1 腓浅神经支配。

整理：刘嘉河

第十六章 踝 痛

第一节 踝扭伤必须正骨治疗

患者 女，58岁。

主诉 右踝肿痛、不能着地45天。

病史 45天前走路滑倒扭伤右踝，拍X线片未见明显异常，予以弹力绷带固定、物理治疗疼痛减轻，但足不能着地，拄双拐进入诊室。

症状 右侧踝关节肿胀疼痛，不能着地。

体征 右足处于内翻位，外踝下部及下方肿胀，跟腓韧带压痛（+），距腓后韧带压痛（+）；内侧静脉迂曲、色暗、怒张；上胫腓关节压痛（+）；髂窝处肌紧张，压痛（+）。

诊断 踝扭伤（右）；上胫腓关节扭伤；髂腰肌损伤。

影像 踝关节正侧位片未见明显异常。

治疗 松解足及小腿部软组织，捺正牵抖法复位踝关节，推顶法复位上胫腓关节，按揉法松解髂腰肌，普通绷带固定踝关节于中立位，限制过度内翻、跖屈。

结果 足踝部肿胀疼痛明显减轻，足内侧静脉迂曲、怒张消失，颜色与对侧相同，可离开拐杖行走。

讨论 筋歪骨错，骨错筋歪。一般认为没有骨折的踝扭伤为软组织损伤，通过休息和理疗可痊愈，其实不然。踝扭伤过程中达到软组织损伤的程度时，关节必须是超过正常活动范围，这种超范围活动多数情况下不能自动恢复原位，虽然错位达不到肉眼或X线片可见的程度，但同正常位置有一定偏差，也就是说处于错缝状态。如果这种错缝不能及时纠正，不但足部力线出现异常，行走困难，软组织也不能很好地对合并快速修复，因此病情迁延，久治不愈。此外，因为力线异常，走路稳定性差，极易再次扭伤，发为习惯性踝扭伤。

骨正筋柔，筋柔骨正。患者足内翻位扭伤，距骨向内倾斜，外侧韧带损伤，骨错与筋伤并存，治疗当筋骨并重，充分松解足及小腿部肌肉后，复位踝关节。踝扭伤时力沿腓骨上传，致上胫腓关节错缝，故诊治时不容忽视，需采用推顶法复位。踝部软组织损伤，静脉回流受阻，致足内侧静脉怒张。髂腰肌损伤，为肌肉痉挛挤压腹股沟内侧血管腔隙，大隐静脉受压回流受阻所致，亦是足部静脉回流受阻原因之一，故松解髂腰肌治之。

骨虽正，筋已连，但修复尚需时日，若踝关节超范围活动，则未修复的软组织极易再次损伤，因此踝关节必须予以固定。若用石膏，虽然固定牢固，但易形成褥疮，关节活动完全被限制，日久还会造成关节僵直。若用弹力绷带，不但固定不牢，无法限制踝关节超范围活动，还会严重影响局部血运，延缓修复速度。采用普通绷带将其固定于90°位，踝关节有一定的活动范围，患者可以自由走动，还能够限制其过度跖屈和内翻，防止损伤结构的二次损伤，且不影响足踝血运，实为最佳选择。

整理：丁方平

第二节 久治不愈的踝扭伤

患者 女，28岁。

主诉 右侧踝部疼痛2年。

病史 2年前扭伤致右侧踝部疼痛、肿胀、皮肤青紫，活动受限。自行休息及外敷药物（具体不详）治疗后疼痛、肿胀、皮肤青紫消失，但行走时觉踝关节不稳，久行踝部酸痛。

症状 右外踝前下方轻微肿胀，行走时踝关节不稳，久行踝部酸痛，休息后缓解。

体征 右外踝前下方轻微肿胀，压痛（±），交叉腿试验（+）。

影像 下胫腓关节间隙略增宽，未见明显骨质异常。

诊断 下胫腓关节损伤；踝扭伤。

治疗 理筋正骨，普通绷带固定。

讨论 踝扭伤2年未能完全康复，原因在于足踝部骨错缝未纠正，骨不正则筋不顺，故踝部肿痛不能全消，久行踝部酸痛。下胫腓关节损伤而失稳，虽未达下胫腓关节分离之诊断标准，但此片为未负重状态下拍摄，站立或行走时压力增加，踝穴可能会进一步增宽，踝关节失稳，交叉腿试验可明确"下胫腓关节损伤"的诊断。

治以理筋正骨之法，理筋法舒筋活血通络，为正骨打下基础；正骨法纠正足踝关节及上下胫腓关节错缝，骨正筋柔，有利于筋伤修复。白天以普通绷带固定限制足踝关节不超范围活动，不会造成二次筋伤；正常行走不制动，有利于气血畅通，濡养筋骨，且不会形成关节僵直。

按语 踝扭伤俗称"扭脚"，是骨伤科常见疾病。据统计我国每天约有13万人会扭伤脚踝。一部分经休息或者理疗可自愈，另一部分则会留有不同程度的后遗症状，转为慢性者形成习惯性踝扭伤。原因在于筋伤的同时伴随着骨错缝，制动休息、药物治疗及物理治疗能够促进筋伤的修复，却无法纠正骨错缝。治疗踝扭伤必须筋骨并重，"理筋"与"正骨"同步进行，缺一不可。

第三节 术后也要正骨

患者 男，42岁。

主诉 左侧跟腱断裂术后3个月余。

病史 3个月前运动转身时拉伤，致左侧跟腱断裂，在福田区某医院骨伤科行跟腱重建术，跟腱修复后不能正常行走，需单拐辅助才能走路。多次康复治疗松解小腿三头肌无明显进展，家人推荐来诊，扶单拐走入诊室。

症状 左侧小腿不适，踝关节屈伸受限，不能迈大步走路，下楼梯不能。

体征 左侧小腿后侧见跟腱术后瘢痕，周围筋膜肥厚，与下方肌肉粘连，推之不移。左侧内收肌群紧张，压痛（+）。仰卧位足外旋：左侧60°，右侧75°。足大趾背伸：左侧70°，右侧90°。踝关节背伸：左侧15°，右侧30°。直腿抬高：左侧60°，右侧80°。立位下蹲

（图 16-1）。

　　影像　坪山区中医院彩超示左跟腱断裂术后声像。

　　诊断　跟腱断裂术后。

　　治疗　松解内收肌，松动髋关节，纠正股骨内旋。

　　结果　下蹲明显改善（图 16-2）。

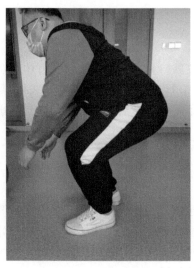

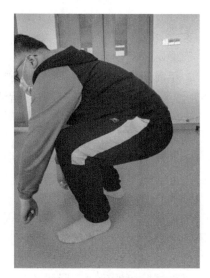

图 16-1　调整髋关节前　　　　　　　　　图 16-2　调整髋关节后

　　治疗　松解小腿三头肌，松动膝关节，纠正胫骨外旋。

　　结果　下蹲进一步改善（图 16-3）。

　　治疗　松动足部及踝关节，增加足踝关节灵活性。

　　结果　下蹲接近正常（图 16-4）。

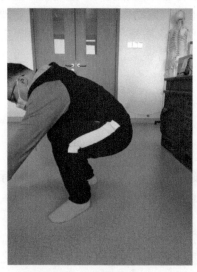

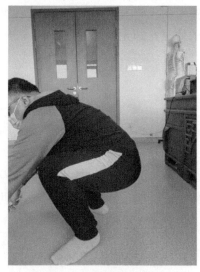

图 16-3　调整膝关节后　　　　　　　　　图 16-4　调整踝关节后

治疗 指导患者做踝关节屈伸抗阻训练，增加小腿三头肌离心及向心收缩能力。

结果 走路无须拄拐，步履如常，下楼梯自如。下蹲如常（图16-5）。

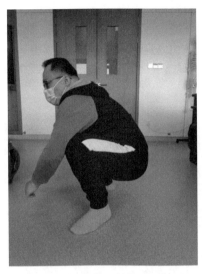

图16-5 踝关节屈伸抗阻训练后

讨论 患者行跟腱断裂术后，小腿三头肌短缩，切口附近筋膜肌肉粘连。小腿三头肌短缩，踝关节背伸受限，则下蹲受限、走路不能迈大步、不能下楼梯。治疗当以松解肌肉、分解粘连，延长小腿三头肌长度为主。然多次康复治疗松解小腿三头肌无显效，原因在于术后或术前已有髋膝踝足关节异常，同样是限制下蹲的重要因素，故单纯松解小腿三头肌不效。

查体时见左侧内收肌群紧张，股骨相对于右侧处于内旋状态。股骨内旋会引起胫骨外旋、足内旋代偿，髋膝踝三关节均处于错缝状态，必然引起下蹲受限。因此先松解内收肌群、正髋关节，再松解小腿三头肌、正膝关节，最后松动足踝关节，髋膝踝足关节各复其位，骨正则筋柔，下蹲自然改善。

髋膝踝关节错位得以纠正，小腿三头肌短缩成为下蹲受限的唯一障碍。肌肉缩而不能伸，除了失用性萎缩之外，粘连和肌肉无力也是肌肉不能伸展的巨大障碍。因此，指导患者做向心收缩和离心收缩抗阻训练，拉开粘连，增加肌肉力量，其效果立现，下蹲行走如常。

按语 跟腱断裂属于筋病，似乎与关节毫无关系。若患者术前存在或术后出现关节错缝，同样需要正骨治疗。本案关节错缝与肌肉短缩一起成为其下蹲受限、行走障碍的双重影响因素，治疗时必须一并处理，否则难以速效、久效。

整理：张佐桃

第四节 辨别筋骨不能全凭影像

患者 男，26岁。

主诉 左踝疼痛4个月余。

病史 4个月前被冰箱门砸伤，左侧足踝部肿胀疼痛，行走加重。曾在南方医科大学深圳医院就诊，拍 MRI 诊断为"三角韧带损伤"，经中药外敷等物理治疗后足踝部肿胀消失，疼痛减轻，行走疼痛未缓解，为求中医治疗来诊。

症状　左侧内踝后下方时有疼痛，行走及足内翻加重。

体征　痛点为左侧内踝后下方，足内翻时疼痛加重。仰卧位足外旋：左侧 50°，右侧 70°。内踝前下方压痛（+），内踝后下方压痛（+），内外翻试验（−），抽屉试验（−）。

影像　南方医科大学深圳医院 MRI 示三角韧带损伤。踝关节 X 线片（图 16-6）示距骨外踝面间隙变窄。

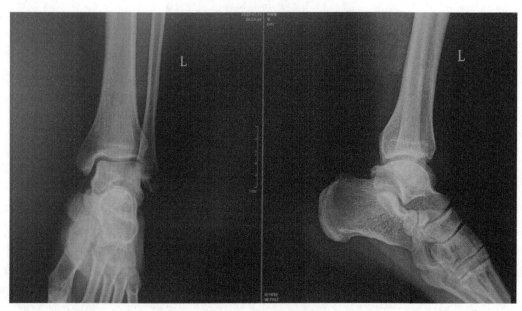

图 16-6　踝关节 X 线片

诊断　踝关节错缝。

治疗　松解内收肌群，起点加压问号复位法复位髋关节；中点加压问号复位法松动膝关节；背伸牵抖复位法松动踝关节。

结果　自觉踝部舒适，走路、足内翻疼痛消失。

讨论　本案 MRI 提示三角韧带损伤，查体见内踝前下、后下方压痛（+），证实三角韧带损伤存在。足外翻疼痛无变化，足内翻疼痛加重，证实踝部疼痛与三角韧带损伤无关。故知此非筋伤，而是骨病。

查体见左足外旋角度小于右侧，左下肢处于内旋位，知髋关节错缝；X 线片见距腓间隙变窄，知踝关节错缝。故治疗以正骨为大法，通调髋膝踝足之关节，结果骨正痛消，行走如常。

按语　影像是伤科疾病诊断的重要依据，其作用不言而喻。但影像检查结果同样需要辨证，当影像所见是临床症状产生的原因时，方能作为诊断依据。

整理：张建国

第十七章 足 痛

第一节 手术不能替代正骨

患者 女，38 岁。

主诉 右踝术后僵痛 3 年余。

病史 3 年前扭伤致右侧踝关节反复疼痛、肿胀，活动受限，迁延不愈；于多地医院就诊，诊断为"距腓前韧带断裂"、"跟腓韧带断裂"、"距骨软骨损伤"、"跟骨前结节骨折"、"踝关节撞击综合征"、"创伤性关节炎"等，先后行"右侧踝关节清创术"、"距腓前韧带、跟腓韧带止点重建术"、"骨赘清除术"三次手术治疗，术后于多家医院进行康复治疗，效果不佳，为求中医治疗来诊。

症状 右侧踝关节周围僵硬、疼痛，晨起明显。下蹲时外踝下方疼痛加重，踝关节背伸时内踝疼痛加重，久行外踝肿痛加重，偶有站立不稳。

体征 外踝轻度肿胀，足弓略高于对侧。右侧踝关节活动受限，背伸 15°，背伸时足外翻，跖屈 25°。外踝前下方压痛（+），内踝下方压痛（+），胫骨前肌、胫骨后肌、小腿三头肌、腓骨长肌、腓骨短肌紧张，压痛（+）。

诊断 踝扭伤术后。

治疗 松解右侧胫骨前肌、胫骨后肌、小腿三头肌、腓骨长短肌，松动右侧髋、膝、踝关节，局部针刺，中药浴足。

结果 6 次治疗后右侧踝关节周围疼痛和僵硬感消失。

讨论 患者三次手术加长期康复治疗无效，知其为疑难杂症，非常规方法所能治愈。初病"踝关节扭伤"，为"筋歪骨错"之证，治当理筋正骨。但因韧带断裂与骨折合并而发，当时无法行"理筋正骨"治疗，只能选择手术。术中进行关节清创、韧带重建及骨赘清除术加上术后制动致错位之筋骨粘连，发为关节僵硬；局部气血不通，发为关节疼痛。

三次手术及术后系列康复治疗，均针对骨断筋伤以及运行不畅之气血，未针对"筋歪骨错"施治，出槽之筋与错缝之骨未得复位。骨不复位，筋无法归其槽，筋不归槽，关节无以复其功。康复治疗未见其效。

患者足踝僵硬，局部软组织粘连；踝关节背伸时足外翻，腓骨长短肌短缩；足弓偏高，胫骨前肌、胫骨后肌短缩；先予以理筋之法松解。然后松动足、踝、膝、髋关节，恢复正常下肢力线。骨正筋柔，气血得通，足踝部疼痛得解，足踝功能自然恢复。

按语 三次手术加康复治疗解决不了的踝扭伤，理筋正骨还可以有所作为，由此可见，"理筋正骨"在"踝扭伤"的治疗中具有不可替代的作用。

整理：周钰健

第二节　漏诊的趾间神经瘤

患者　女，49 岁。

主诉　右踝间断性疼痛、行走困难 1 年。

病史　一年前扭伤致右踝肿痛、活动受限，休息后稍有缓解，此后疼痛时断时续，活动加重。

症状　右侧踝部及小趾疼痛，行走加重。

体征　右侧外踝前下方略肿胀，压痛（+），仰趾畸形，第 5 趾骨头下方压痛（+），距骨倾斜试验（−），前抽屉试验（−），外翻应力试验（−），交叉腿试验（−）。

影像　右踝关节正侧位 X 线片未见明显异常。

诊断　踝扭伤（陈旧性）。

处置　足踝部理筋正骨治疗。

结果　右侧踝部及小趾疼痛缓解，行走如常。

二诊

主诉　晨起右足小趾疼痛，挤压加重，不能穿鞋（穿拖鞋来诊），行走加重；右侧踝部疼痛基本消失。

考虑　上次治疗有效，效不更方。

处置　继续原治疗方案。

结果　右小趾疼痛略有缓解，行走疼痛如前。

三诊

主诉　前日就诊于长春某医院手足外科，行足部彩超初步诊断为趾间神经瘤，建议手术治疗。

影像　自带超声示右足底低回声结节，待除外趾间神经瘤。

查体　右足第 4、5 趾间压痛（+），前足挤压试验（+），疼痛向小趾远端放射。

诊断　趾间神经瘤。

处置　建议手术治疗。

讨论　疾病不断发展变化，尤其是干预以后，每次治疗前必须重新问诊、查体，重新给出诊断，尤其是治疗后症状有变化的患者。症状、体征不是诊断依据的全部，不同疾病可以出现相同的症状和体征，辅助检查虽是辅助作用，但绝不能忽视，存在便是道理。病史、症状、体征、影像全符合的诊断是最可靠的。

治疗时松解类手法可以效不更方，整复类手法要见好就收。病变则治变，病变而治不变，犹如刻舟求剑！

按语　医疗无小事，临床中切记要全面分析病情，仔细查体，正确对待辅助检查，加深对疾病的认识，时刻保持警惕，避免漏诊、误诊。

整理：李中旭

第十八章 腰 腿 痛

第一节 腰椎间盘突出症误诊 1

患者 女，45 岁。

主诉 腰痛、右腿麻木 1 年。

病史 4 年前劳累后出现腰痛、右侧大腿麻木，曾在当地医院诊治，拍 MRI 诊断为"腰椎间盘突出症"，各种治疗（具体不详）无效，为求推拿治疗来诊。

症状 腰痛，右侧大腿前外侧麻木。

体征 确认麻木区为右侧大腿前外侧，股外侧皮神经支配区域。腰部压痛（-），叩击痛（-），无放射痛，直腿抬高试验（-），股神经牵拉试验（-）；臀上皮神经出口无条索，压痛（-）；右髂前下棘处压痛（+），持续按压大腿中下段前外侧麻木加重；腰大肌压痛（+），托马斯试验（+）。

影像 自带 MRI 示 $L_{4\sim5}$ 椎间盘突出。

诊断 股外侧皮神经卡压综合征；腰大肌损伤。

治疗 手法松解缝匠肌、股直肌、阔筋膜张肌。

结果 右侧大腿前外侧麻木消失。

治疗 手法腰大肌。

结果 腰痛消失。

讨论 麻木区为右侧大腿前外侧，股外侧皮神经支配区域，与影像所见 $L_{4\sim5}$ 椎间盘突出不符，排除"腰椎间盘突出症"临床诊断。腰部压痛（-）、叩击痛（-）、无放射痛、直腿抬高试验（-）、股神经牵拉试验（-）进一步证实以上推断。臀上皮神经出口无条索、压痛（-），排除臀上皮神经卡压综合征。右髂前下棘处压痛（+）、持续按压大腿中下段前外侧麻木加重，与大腿麻木区域相符，确诊为"股外侧皮神经卡压综合征"。腰大肌压痛（+）、托马斯试验（+），诊断为"腰大肌损伤"。

腰痛为腰大肌损伤所引起，因其位于脊柱前方，以腰椎间盘突出症治疗均在后部进行，故腰痛无缓解。大腿前侧麻木系股外侧皮神经受卡压所致，卡压点在髂前上棘下方，与缝匠肌、股直肌及阔筋膜张肌相关，针对"腰椎间盘突出症"的治疗不会触及此部位，故先前治疗无效。

相关解剖 股外侧皮神经（L_2、L_3）直接发自腰大肌外侧缘，斜向下行至髂前上棘，穿腹股沟韧带外侧端的深面进入股部，分为前支和后支。前支在腹股沟韧带远端约 10cm 处位置浅出，分布于股外侧和后面，分布于从大转子水平到膝部近端中间区域的皮肤。后支斜向后方，分布于大腿外侧面上的皮肤。

腹股沟区：股外侧皮神经在髂前上棘下穿过腹股沟韧带时骤然转变为垂直位下降至股前侧，由于股外侧皮神经在髋关节前较为固定，髋关节活动可致该神经不断受到牵拉与推挤，而出现神经卡压的症状。

缝匠肌损伤：由于股外侧皮神经在缝匠肌的前后面或穿过该肌肉上部，分成前后两支，故缝匠肌的损伤挛缩可能会造成股外侧皮神经的卡压症状。

阔筋膜张肌损伤：由于股外侧皮神经从阔筋膜深面穿出至浅筋膜，阔筋膜张肌位于阔筋膜之间，起自髂前上棘及髂嵴前面，由髂胫束止于胫骨外上髁上端。阔筋膜张肌的损伤往往会导致阔筋膜的病变进而影响股外侧皮神经。

臀部软组织损伤：由于股外侧皮神经从阔筋膜深面穿出至浅筋膜，阔筋膜为股部的固有筋膜上方与会阴及臀部筋膜相连续，故臀部软组织损伤也可由阔筋膜波及阔筋膜张肌，进而造成股外侧皮神经卡压。

股直肌：为股四头肌的中部肌束，位于大腿前面皮下，股中间肌的前面，为典型的纺锤形双羽状肌，借短腱起自髂前下棘和髋臼上部，有观点认为股直肌的反折头（髋臼上部附着部）可影响经过的股外侧皮神经。

整理：张　成

第二节　腰椎间盘突出症误诊 2

患者　男，39 岁。

主诉　腰及右下肢疼痛 9 个月。

病史　9 个月前无明显诱因出现腰及右下肢疼痛，在白山市某医院就诊，拍 MRI 后诊断为"腰椎间盘突出症"，治疗后腰痛缓解，臀腿痛如故，经人介绍前来就诊。

症状　腰及右侧臀腿疼痛。

体征　确认疼痛区域：腰痛不明显，双侧臀部及右膝关节外侧疼痛。腰部压痛（－），叩击痛（－），无放射痛；直腿抬高试验：左 55°，右 55°，加强试验（－）；挺腹试验（－）；足大趾背伸及跖屈力正常；股神经牵拉试验（－）。双侧骶髂关节分离试验（＋），无疼痛；双侧臀肌紧张试验（＋），右侧骶髂关节冲击试验（＋）；双侧臀大肌部分呈条索状，髂后上棘外侧附着点压痛（＋）；双侧臀中肌、臀小肌痉挛，压痛（＋）；双侧梨状肌紧张，压痛（＋）；双侧阔筋膜张肌紧张，压痛（＋）；右侧髂胫束紧张，胫骨部附着点压痛（＋），髂胫束紧张试验（＋）。

影像　自带 MRI 示 $L_5 \sim S_1$ 椎间盘突出。

诊断　臀肌挛缩症；骶髂关节损伤（右）；髂胫束损伤（右）。

讨论　腰椎间盘突出症非手术治疗 9 个月未效，首先考虑诊断有误。查体时让患者用手指出疼痛区域，实为双臀部及右侧膝关节外侧，并非真正的腰椎间盘突出所引发的腰腿疼痛。"腰椎间盘突出症"相关查体无一阳性，双侧直腿抬高受限源于臀肌挛缩，排除"腰椎间盘突出症"诊断。

臀大肌、臀中肌、臀小肌、阔筋膜张肌紧张，压痛（+），臀肌紧张试验（+），诊断为臀肌挛缩症。双侧骶髂关节分离试验（+），但无疼痛，原因在于臀肌挛缩；查体时患者追述右侧骶髂关节区疼痛，加做骶髂关节冲击试验，阳性结果提示骶髂关节损伤。右膝外侧髂胫束附着点 Gerdy 结节处疼痛，诊断为"髂胫束损伤"，与臀肌挛缩及阔筋膜张肌损伤相关。腰痛源于腰肌劳损，故在白山市某医院局部治疗后明显减轻。

相关知识　臀肌挛缩症是由多种原因引起的臀肌及其筋膜纤维变性、挛缩，引起髋关节功能受限所表现的特有步态、体征的临床综合征。而通过患者表现的髋关节功能障碍，骨盆变形，臀肌紧张可诊断出臀肌挛缩症。

相关解剖　髂胫束是包绕大腿的深筋膜——阔筋膜的外侧增厚部分。起自髂嵴前部的外侧缘，其上分为两层，包裹阔筋膜张肌，并与之紧密结合不宜分离。下部的纵行纤维明显增厚呈扁带状，后缘与臀大肌肌腱相延续。髂胫束下端附着于胫骨外侧髁、腓骨头和膝关节囊。

臀大肌，起自臀后线以后的髂骨背面、骶骨下部、尾骨的背面及骶尾骨之间的韧带、胸腰筋膜和骶结节韧带，上部（大部分）移行于髂胫束的深面，下部（小部分）止于股骨的臀肌粗隆。患者由于髂胫束、臀大肌异常挛缩，导致骶髂关节肌源性损伤。臀中肌，起自髂骨背面的臀前线以上、臀后线以前的骨面及髂嵴外唇和阔筋膜，止于股骨大转子尖端上面和外侧面。臀小肌，起自臀前线以下、髋臼以上的髂骨背面，此肌在形态、功能、止点和神经支配等方面都与臀中肌相同。

整理：倪振威

第三节　腰椎间盘突出症误诊 3

患者　男，38 岁。

首诊　2017 年 5 月 18 日。

主诉　腰痛、双下肢无力 2 个月。

病史　2 个月前久坐后出现腰痛、双下肢无力，曾到吉林大学白求恩第一医院骨科就诊，拍 MRI 后诊断为"腰椎间盘突出症"，予以物理治疗无效。为求中医治疗，经人介绍来诊。

症状　腰痛，双下肢无力。

体征　轻微剪刀步态。腰部压痛（-），无放射痛，双侧直腿抬高试验（-），腰大肌压痛（+），托马斯征（+）。肱二肌腱、肱三头肌腱，桡骨膜反射亢进，霍夫曼征（+），跟腱反射、膝反射亢进，巴宾斯基征（+），髌阵挛（+），踝阵挛（+）。

问：家族成员是否有类似症状？

答：没有。

问：腰痛和下肢症状同时出现的吗？

答：不是，下肢无力先出现的。

问：腰痛出现后下肢无力症状是否加重？

答：没有。

影像　自带腰椎 MRI 示 $L_{4\sim5}$ 椎间盘突出。

诊断   腰大肌损伤；运动神经元病？

考虑   腰痛为腰大肌损伤所致；下肢无力与腰椎间盘突出无关。

处置   双下肢无力考虑运动神经元病，建议到神经内科检查。

二诊   2017 年 7 月 11 日。

自述   在吉林大学白求恩第一医院神经内科就诊，未能明确诊断，建议患者休息，观察病情。

主诉   同前。

查体   同前。

问：近期症状是否加重？

答：没有。

处置   建议前往北京明确诊断。

三诊   2017 年 8 月 15 日。

自述   在中国人民解放军总医院神经内科就诊，诊断为"遗传性痉挛性截瘫"，未予治疗，为求中医治疗前来就诊。

查体   同前。

问：家族有没有类似疾病？

答：父亲说其两位姑姑有类似疾病。

处置   嘱其放松心态，目前病情稳定，无明显加重趋势。建议尝试接受针灸治疗。尝试练习太极拳或八段锦，降低肌张力，延缓病情发展。

讨论   首诊患者步入诊室时呈轻微剪刀步态，考虑中枢神经系统有问题。主诉腰痛、下肢无力，与常见腰腿痛不同，不考虑"腰椎间盘突出症"。查体生理反射亢进、病理反射存在，证实先前中枢神经系统疾病的印象诊断，追问其家族成员是否有类似症状，患者否认，排除遗传类疾病的诊断。追问其腰痛出现后是否有下肢症状加重，患者否认，进一步证实下肢无力与腰椎间盘突出无关。查体腰部压痛（-），无放射痛，直腿抬高试验（-），虽 MRI 示腰椎间盘突出，舍影像而从体征，排除"腰椎间盘突出症"诊断。患者久坐后腰痛，起立困难，加之腰大肌压痛（+），托马斯征（+），诊断为"腰大肌损伤"。但仍不能确诊，建议到当地最好的神经内科就诊明确诊断。

二诊主诉、体征同前，吉林大学白求恩第一医院未能明确诊断。仍考虑中枢神经系统疾病，建议前往北京明确诊断。

三诊主诉、体征同前，301 解放军总医院神经内科诊断为"遗传性痉挛性截瘫"，回家询问父亲后证实两位姑姑有此疾病，证实先前推测（其实并无根据，只是感觉）。见患者求治无门，精神压力较大，遂嘱其放松心态，告知此类疾病进展缓慢，针灸对神经损伤类疾病有一定治疗作用，建议接受针灸治疗，同时加强锻炼。

按语   影像所见"腰椎间盘突出"为病理诊断，"腰椎间盘突出症"为临床诊断。影像见腰椎间盘突出而没有相应的临床症状，不能诊断为"腰椎间盘突出症"。部分患者兼有腰臀腿痛等类似临床症状，极易被误诊为"腰椎间盘突出症"。必须严格查体，证实其腰臀腿痛确实因椎间盘刺激神经根所致方能下临床诊断。

整理：李中旭

第四节 腰椎间盘突出症误诊 4

患者 女，53 岁。

主诉 腰腿痛 10 年余，加重 2 天。

病史 10 年前劳累后出现腰腿痛，拍 MRI 确诊为"腰椎间盘突出症"，治疗后好转，而后反复发作，曾在我院治疗。昨日擦地后出现腰臀及右下肢疼痛，休息后无好转，在家人搀扶下前来就诊。

症状 臀部疼痛剧烈，向右下肢外侧放射，端坐不能，俯卧不能，行走困难，类"腰突"体态（主诉腰腿痛，实为臀腿痛）。

体征 因俯卧不能，侧卧位查体。腰椎棘突及棘突两侧压痛（－），叩击痛（－），无放射痛，直腿抬高试验因臀部剧痛无法检查。下肢皮肤感觉未见异常。右侧髂后上棘外侧触及痉挛性结节，压痛（＋），向右下肢外侧放射。

影像 自带 MRI 示 $L_5 \sim S_1$ 椎间盘突出。

印诊 臀大肌损伤。

验证性治疗 手法松解臀大肌，症状明显减轻。

诊断 臀大肌损伤；腰椎间盘突出症？

治疗 针刀松解髂后上棘外侧臀大肌痉挛性结节。

结果 疼痛缓解，起坐自如，行走如常。

诊断 臀大肌损伤。

讨论 患者"腰突"体态，不敢直腰，家属扶入诊室，印诊为"腰椎间盘突出症"，腰椎前屈态，考虑椎弓根管狭窄。嘱患者手指痛处，痛点位于臀部及下肢外侧，与坐骨神经走行不符；侧卧位查体见腰部压痛（－），叩击痛（－），无放射痛，下肢皮肤感觉未见异常，故暂不考虑腰椎间盘突出症。

右髂后上棘外侧痉挛性结节，压痛（＋），考虑臀大肌损伤，压痛向右下肢外侧放射，证实下肢疼痛由臀大肌损伤引发，进一步排除"腰椎间盘突出症"诊断。

久坐易致臀大肌损伤，加之擦地时弯腰屈髋，臀大肌作为最有力的伸髋肌长时间被牵张而损伤。患者臀大肌痉挛，固定于半屈髋状态。放松坐位时屈髋角度较小，变为端坐需进一步屈髋，臀大肌被拉长，故疼痛而端坐不能。俯卧要先伸髋而后才能俯卧，伸髋时臀大肌发力，引发疼痛故俯卧无法完成；手法后症状减轻，证实诊断无误。针刀松解治疗后，臀大肌痉挛解除，肌肉力量恢复，髋关节屈伸自如，行动如常，排除"腰椎间盘突出症"诊断。

按语 臀部肌肉损伤临床常见，其引传痛区域与腰椎间盘突出症放射痛区域相似，加上患者有原发性腰痛，极易被误诊为腰椎间盘突出症，临床要注意加以鉴别。

整理：谢海亮

第五节　腰椎间盘突出症误诊 5

患者　女，52 岁。

主诉　腰及右下肢疼痛 1 个月。

病史　1 个月前无明显诱因出现腰及右下肢疼痛，遂到附近医院就诊，拍 MRI 后诊断为"腰椎间盘突出症"，治疗（具体不详）后疼痛无缓解，朋友介绍来诊。

症状　腰及右下肢疼痛。

问：腰痛具体部位？

答：腰椎下段右侧。

问：腿痛具体部位？

答：大腿前侧。

影像　自带腰椎 MRI 报告（图 18-1）提示：$L_5 \sim S_1$ 椎间盘突出。

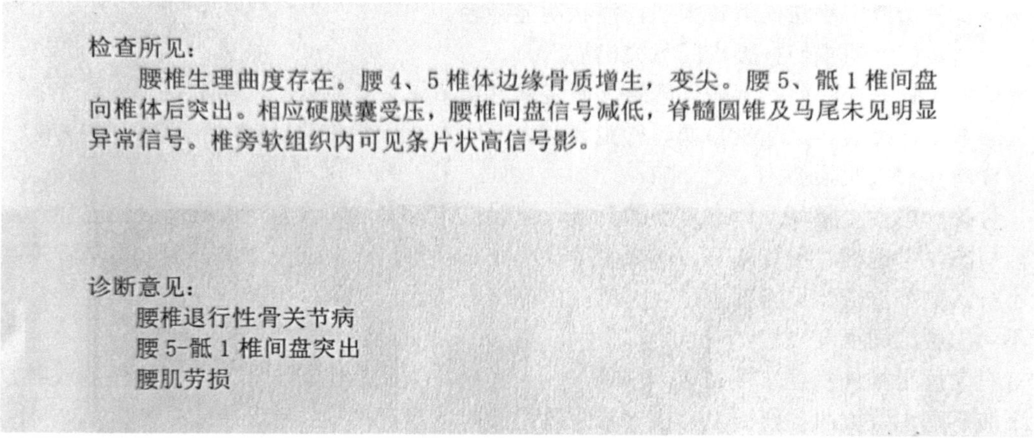

检查所见：
　　腰椎生理曲度存在。腰 4、5 椎体边缘骨质增生，变尖。腰 5、骶 1 椎间盘向椎体后突出。相应硬膜囊受压，腰椎间盘信号减低，脊髓圆锥及马尾未见明显异常信号。椎旁软组织内可见条片状高信号影。

诊断意见：
　　腰椎退行性骨关节病
　　腰 5-骶 1 椎间盘突出
　　腰肌劳损

图18-1　腰椎MRI报告

思考　大腿前侧为股神经支配区域，神经根源于 $L_{2 \sim 4}$，$L_5 \sim S_1$ 椎间盘突出不会压迫股神经，疼痛部位与突出间盘节段不符。

影像　详阅自带腰椎 MRI（图 18-2、图 18-3、图 18-4）见 $T_{11 \sim 12}$ 椎管内占位病变，相应脊髓受压。

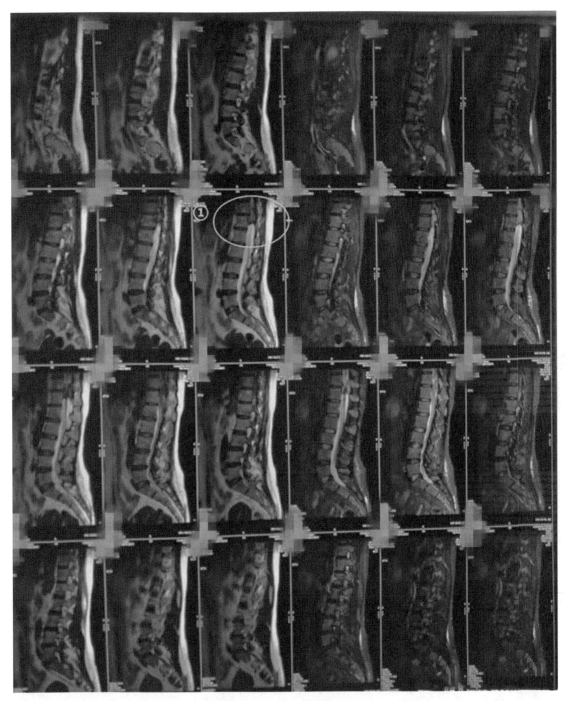

图 18-2 腰椎 MRI（一）

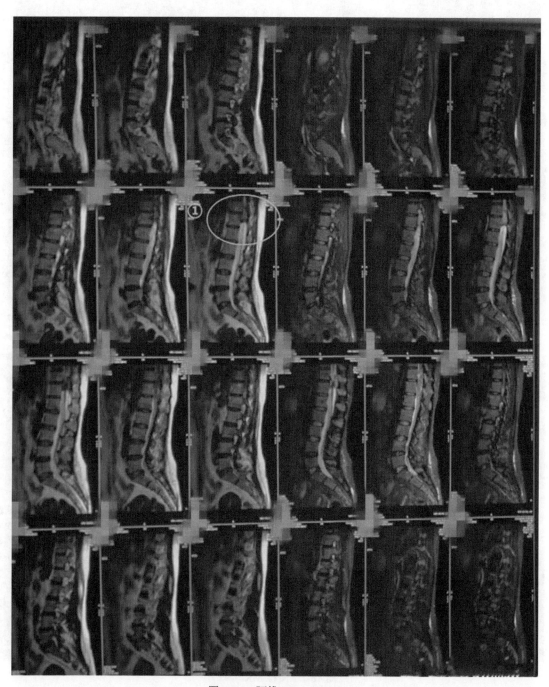

图 18-3   腰椎 MRI（二）

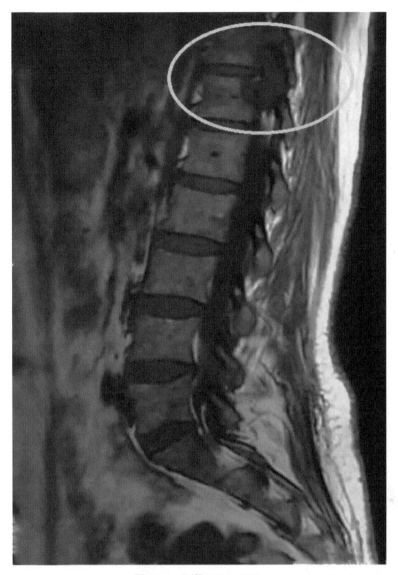

图 18-4　腰椎 MRI（三）

问：得过肺病？

答：没有。

问：得过胃病？

答：没有。

问：乳腺疾病？

答：有乳腺结节。

体征　右侧巴宾斯基征（+），右踝阵挛（+），T$_{11~12}$ 棘突压痛（+），叩击痛（+）。

诊断　椎管内转移瘤？

处置　转到肿瘤专科诊治。

讨论　"椎间盘突出"作为一种常见病理现象，很多人都有，但没有相应临床症状。因此单凭影像结果诊断"腰椎间盘突出症",也就是说没有症状体征支撑的影像学是没有意义的。

腰腿痛的患者很多,加上影像有"椎间盘突出"就诊断为"腰椎间盘突出症"太过草率。如果腿痛的位置与椎间盘突出压迫的神经根支配区域不符,绝对不能诊断;如果相符还需进一步查体确认疼痛是源于此椎间盘压迫此神经根,方能确定诊断。

按语　片子不是诊断疾病的唯一依据,却是排除疾病的重要途径。必须全面认真阅读,不要放过任何蛛丝马迹,而后结合病史、症状、体征,加以辨证分析,去伪存真,方能得出正确诊断。

整理:麻东阳

第六节　腰椎间盘突出症误诊 6

患者　女,56 岁。

主诉　腰及右侧臀部疼痛 2 个月余。

病史　2 个月前无明显诱因出现腰及右侧臀部疼痛,曾在外院就诊,拍 MRI 后诊断为"腰椎间盘突出症",经治未愈,朋友介绍来诊。

症状　腰及右侧臀部疼痛,久坐、仰卧痛重,侧卧痛轻,行走无加重。

体征　腰部痛点不能自行指明,臀部疼痛位于大转子上方、臀小肌部。腰部肌肉无紧张,无明显压痛,叩击痛(−)。右侧腰大肌紧张,压痛(+),托马斯征(+)。臀小肌紧张,压痛(+),直腿抬高试验(−),右下肢皮肤感觉正常。

影像　MRI 示腰椎曲度过大,$L_{2\sim3}$、$L_{3\sim4}$、$L_{4\sim5}$ 椎间盘突出。

诊断　腰大肌损伤;臀小肌损伤。

治疗　手法松解腰大肌。

结果　腰痛立解,腰部轻松,活动自如。

治疗　手法松解臀小肌。

讨论　腰臀部疼痛,不是腰椎间盘突出症的典型症状。查体腰部肌肉无紧张,无明显压痛,叩击痛(−);直腿抬高试验(−),右下肢皮肤感觉正常;与腰椎间盘突出症不符,排除"腰椎间盘突出症"临床诊断。

腰大肌、臀小肌紧张,压痛(+),又恰是痛区所在,故诊断为"腰大肌损伤"、"臀小肌损伤"。患者久坐,挛缩的腰大肌和臀小肌处于静止状态,供血减少,引发缺血性疼痛。行走时伸髋屈髋交替进行,腰大肌和臀小肌伸缩,供血改善,疼痛无加重。仰卧时伸髋,挛缩的腰大肌和臀小肌被拉长,引发牵张痛。侧卧时处于屈髋状态,腰大肌、臀小肌相对松弛,疼痛减轻。

整理:齐　伟

第七节　腰椎间盘突出症误诊 7

患者　女,63 岁。

主诉 右下肢后侧疼痛 3 个月，加重 3 天。

病史 3 个月前无明显诱因出现右下肢后侧疼痛，未予诊治，15 日前就诊于通化市骨伤医院，拍 CT 后诊断为"腰椎间盘突出症"，遵医嘱在家静养，症状无明显缓解，3 天前疼痛加重，经人介绍来诊。

症状 右下肢后侧疼痛，行走加重。

影像 自带 CT 见 $L_{4\sim5}$、$L_5\sim S_1$ 椎间盘突出；骨盆平片见第 5 腰椎椎体左侧上缘、双侧骶髂关节下缘、双侧坐骨结节下缘增生。

印诊 腰椎间盘突出症。

体征 腰部无肌紧张，压痛（-），叩击痛（-），无放射痛。直腿抬高试验：左 90°，右 40°。右侧臀大肌、臀中肌紧张，压痛（+）。右侧梨状肌紧张，压痛（+），疼痛向下肢放射。梨状肌紧张试验（+），右侧上下孖肌、闭孔内肌、股方肌区域触及纵行条索，压痛（+），向右下肢放射。

诊断 梨状肌综合征。

讨论 根据病史、症状、影像及治疗经过，诊断为"腰椎间盘突出症"似乎无懈可击。直腿抬高试验阳性支持该诊断。腰部无疼痛，无明显压痛、叩击痛及放射痛，说明右下肢疼痛与腰椎间盘突出没有直接关系。右侧直腿抬高 40°，同样符合"梨状肌综合征"诊断。

臀部压痛证实臀大肌、臀中肌损伤。梨状肌压痛证实梨状肌损伤，行走时紧张的梨状肌刺激坐骨神经出现坐骨神经痛症状，与行走加重相符，加之梨状肌紧张试验（+），右侧上下孖肌、闭孔内肌、股方肌区域触及纵行条索，压痛（+），并向右下肢放射。考虑条索为肿胀的坐骨神经。故诊断为"梨状肌综合征"，否定"腰椎间盘突出症"诊断。

腰椎间盘突出是病理变化，刺激相应神经引发临床症状时，才能诊断为"腰椎间盘突出症"，有"椎间盘突出"没有相应的临床症状时，"椎间盘突出"不是症状的来源，不能诊断为"腰椎间盘突出症"。

相关解剖 坐骨神经出梨状肌下孔后，依次行于上孖肌、闭孔内肌、下孖肌、股方肌浅面，臀大肌深面，行于坐骨结节与大转子连线中点稍内侧。下行过程中除了受到梨状肌影响外，亦可受到上下孖肌、闭孔内肌、股方肌影响。

整理：齐 伟

第八节 腰椎管狭窄症误诊

患者 男，75 岁。

主诉 腰及右下肢疼痛、间歇性跛行 2 年余。

病史 2 年前无明显诱因出现腰臀及右侧大腿外侧疼痛，站立或行走 5 分钟则剧痛难忍，立位弯腰或坐位腰前屈或弯腰压腿症状减轻。曾在附近医院就诊，拍 MRI 诊断为"腰椎管狭窄症"，建议手术治疗，患者拒绝迁延至今，为求中医治疗来诊。

症状 腰及右侧大腿外侧疼痛，站立或行走 5 分钟剧痛难忍，立位弯腰、坐位腰前屈或弯腰压腿症状减轻。

体征 确诊痛区：右侧臀及大腿外侧疼痛。腰椎生理曲度尚可，无明显腰肌紧张，腰部压痛（-），叩击痛（-），无放射痛，直腿抬高：左 60°，右 60°；髂后上棘下方压痛（-），叩击痛（-），骶髂关节分离试验（-）；右侧竖脊肌外缘与髂嵴交界外下 0.5cm 处触及花生大小结节，质地坚硬，压痛（+），向臀及大腿外侧放射。

影像　$L_{4\sim5}$、$L_5\sim S_1$ 椎间盘突出伴椎管狭窄。

诊断　臀上皮神经卡压综合征。

验证性治疗　推捻法松解局部筋膜。

结果　患者自述臀及大腿部感觉轻松。

治疗　针刀松解臀部结节（边缘）。

结果　右侧臀腿痛消失，行走 5 分钟以上，无任何不适感，随访 3 天无反复。

讨论　患者主诉腰腿疼痛，实为臀腿疼痛。间歇性跛行、腰椎前屈位症状可缓解，考虑为"腰椎管狭窄症"。因腰椎管狭窄症的特点是"症状多、体征少"，故临床忽视查体，直接做 MRI 检查，回报腰椎管狭窄，诊断为"腰椎管狭窄症"，貌似有理有据，理所当然。

患者以腰腿痛为主诉，让其指出痛区时，所指为"臀"而非"腰"；为大腿外侧而非小腿后侧，故排除"腰椎管狭窄症"。查体触及臀上皮神经分布区有结节，压痛且向大腿外侧放射，可诱发症状，诊断为"臀上皮神经卡压综合征"。手法松解结节周围筋膜，症状有所减轻，证实诊断无误；继以针刀松解结节周围，自然立竿见影。

本案有一点难以理解：臀上皮神经卡压综合征多以腰椎前屈症状加重，后伸症状减轻为主，而此患者恰好相反。细思之，临床所见疾病与书本所述完全相同者又有多少呢？结节、压痛、放射痛已经能够确定本病为"臀上皮神经卡压综合征"。其加重减轻方向与正常相反，或与个体解剖结构变异有关，或为前屈时臀上皮神经不完全卡住，起到神经阻滞作用而疼痛减轻；后伸及行走时臀上皮神经受到牵张或刺激增加，疼痛加剧。

相关知识　臀上皮神经在穿过髂嵴处有骨纤维管固定，起保护作用，但在骨纤维管受刺激或摩擦时，就成为臀上皮神经的卡压点。臀肌在强烈收缩时，筋膜深部的脂肪组织会疝出，从而嵌顿臀上皮神经。髂嵴处的骨纤维管一般都是前后方向走行拐弯，腰背后伸可将拐弯处拉直，所以臀上皮神经卡压常能在后伸体位缓解，在弯腰时症状缓解考虑该患者的骨纤维管走行方向较为特殊。

相关解剖　臀上皮神经来自第 1～3 腰椎神经后外侧支，其跨过髂嵴后分布于臀部皮肤。臀上皮神经可在以下三处卡压：①在髂嵴上方穿腰背筋膜后层至皮下处；②在髂嵴处穿过附着于其上的腱纤维束后至皮下；③从臀筋膜深面再穿出皮下处。

整理：丁方平

第九节　没有体征的腰椎间盘突出症

患者　男，37 岁。

主诉　腰及左下肢疼痛 10 年，加重 2 个月。

病史　10 年前无明显诱因出现左下肢酸痛，遂到当地医院就诊，拍 CT 片诊断为"腰椎间盘突出症"，未予治疗。2 个月前因开车致腰部剧痛，屈伸受限，向左侧弯。针刀治疗侧弯消失，继而出现左臀及小腿外侧酸痛，夜间剧痛难眠。

症状　腰及左下肢疼痛，卧位减轻，坐位痛重，低头弯腰尤甚，开轿车痛重，吉普车痛轻。不能久坐，坐位变立位痛轻，站立及行走痛减。仰卧左下肢骶髂关节分离试验位痛稍减。

体征　腰椎平直，左侧竖脊肌紧张，压痛（+），L$_4$棘突左侧旁开3cm处压痛（+），无放射痛。叩击痛（-），无放射痛。左侧臀大肌、臀中肌压痛（±），股神经试验（-）。耻骨联合上缘压痛（+），左侧髂窝压痛（+），小转子压痛（+）。左侧托马斯征（+），直腿抬高试验：左侧70°，右侧70°，加强试验（-），双下肢皮肤感觉正常，左侧胫骨前肌压痛（±），双侧膝腱反射正常，跟腱反射未引出，左足大趾背伸力及跖屈力正常。

影像　腰椎核磁示L$_{4\sim5}$椎间盘突出，左侧神经根受压。

以上为指导家属查体所获医疗资料（家属为针刀医生）。

印诊　腰大肌损伤；腹直肌损伤。

指导治疗　针刀松解腰大肌、腹直肌。

结果　诸症略有减轻。

以下为现场亲自查体所获医疗资料。

查体　卧位查体体征同上。坐位查体：腰部压痛（-），叩击痛（+），向小腿外侧放射。

诊断　腰椎间盘突出症。

讨论　患者腰及左下肢疼痛，MRI见L$_{4\sim5}$椎间盘突出，左侧神经根受压，符合"腰椎间盘突出症"诊断标准。患者家属卧位查体见腰部压痛（+），叩击痛（-），无放射痛，直腿抬高及加强试验（-），下肢皮肤感觉正常，生理反射存在，病理反射未引出，足大趾背伸及跖屈正常。未见腰椎间盘突出症相应体征，否定"腰椎间盘突出症"诊断。腰大肌压痛（+），托马斯征（+），腹直肌压痛（+），提示"腰大肌损伤"、"腹直肌损伤"。

卧位痛轻，说明卧位椎间盘对神经根并无压迫，故查体时腰椎间盘突出症相关体征不明显。坐位查体，因为竖脊肌紧张，按压的力量难以到达深层，压痛（-），叩击力可达深层，故叩击痛（+），向下肢放射，诊断为"腰椎间盘突出症"。腰大肌损伤、腹直肌损伤与腰椎间盘突出症伴发，故有相关体征，两者与腰椎间盘突出症之间相互影响，故松解腰大肌与腹直肌后腰椎间盘突出症相应症状缓解。

坐位时症状重，低头及腰椎前屈疼痛加重，是腰椎前屈时突出的椎间盘后移对神经根压迫增加之故。开轿车因腰椎前屈加大，疼痛加重。坐位站起时，腰椎由前屈或平直位变为后伸位，椎间盘向后突出减小，对神经根压迫减小，故疼痛减轻。开吉普车痛轻、仰卧左下肢骶髂关节分离试验位痛稍减、行走痛减时腰椎前屈减少，疼痛减轻。

查体也要辨证。卧位时椎间盘没有纵向压力影响，椎间盘与神经根之间或有一定距离，查体不易获得阳性体征。坐位时有纵向压力，椎间盘与神经根接触，查体容易获得阳性体征。症状位查体是相对科学的。

按语　望闻问切必须亲力亲为，诊断无法建立在别人提供的四诊资料之上，通过网络诊治疾病更要谨慎。

整理：丁方平

第十节 骶椎间盘突出症

患者 女，31岁。

主诉 腰骶部疼痛2年，左下肢疼痛6个月。

病史 两年前在冰面摔倒后出现腰骶部疼痛，6个月前腰骶部疼痛加剧，伴左下肢疼痛，经治未愈，朋友介绍来诊。

症状 腰骶部疼痛，伴左下肢放射性疼痛。

体征 腰部肌肉紧张，S_1棘突左侧旁开2cm处压痛（+），向左小腿放射；左足大趾背伸力减弱；直腿抬高：右70°，左65°；双侧骶髂关节分离试验（−），梨状肌紧张试验（−）。

影像 自带MRI、X线片示骶椎腰化，$S_{1\sim2}$椎间盘突出。

诊断 骶椎腰化；骶椎间盘突出症（$S_{1\sim2}$）。

讨论 正常人体腰椎共5块、骶骨1块，骶骨由5块骶椎融合所构成。本案MRI、X线片示第1、2骶间有椎间盘，提示"骶椎腰化"，骶椎腰化后腰骶部灵活性更大，腰骶椎相对稳定度下降。当受到跌倒等剧烈外力时，骶椎腰化的椎间盘（$S_{1\sim2}$）则会最先承受重力下压的冲击，造成椎间盘突出。$S_{1\sim2}$椎间盘突出，出现$L_5\sim S_1$椎间盘突出、神经根受压体征。故查体见S_1棘突左侧旁开2cm处压痛（+），向左小腿放射；左足大趾背伸力减弱；直腿抬高：右70°，左65°。

相关解剖 骶椎腰化是指第1骶椎向腰椎移行，与第2骶椎分开，形成腰椎样形态，造成影像学上所见腰椎数目为6个，骶椎为4个的现象。骶椎腰化较腰椎骶化为少见，常无相关的阳性症状。其为胚胎期脊椎形成过程中，某些影响发育的因素使之异化而造成的一种先天性发育异常。因为骶椎腰化时腰椎数目增加，可使腰椎两侧受力不平衡，这些因素一定程度上导致劳损和退行性变。骶椎腰化最常见的症状是腰痛，多由其他原因拍摄X线片被发现。

正常股神经来自腰丛，坐骨神经来自骶丛。L_4神经为分叉神经，一部分参与腰丛，一部分参与骶丛。上移型腰丛L_3神经成为分叉神经，L_4神经全部加入骶丛，成为坐骨神经的一部分。下移型腰丛，L_5神经成为分叉神经，部分或大部加入腰丛，参与股神经的组成。骶椎腰化时易形成下移型腰丛，使L_5参与股神经组成，L_5神经根受压时便出现股神经牵拉阳性，好似单纯椎间盘突出L_4神经根受压。因此，$S_{1\sim2}$神经根受压依次呈现出似正常$L_5\sim S_1$椎间盘突出、神经根受压体征。如果没有影像学检查，单纯通过临床查体，骶椎腰化的现象较难发现。

按语 $S_{1\sim2}$椎间盘突出症临床表现、体征与$L_5\sim S_1$椎间盘突出相同，单凭CT或MRI不易明确诊断，结合X线片诊断相对简单。

整理：麻东阳

第十一节 查体需要症状位

患者 男，61岁。

主诉 右足大趾麻木6个月，右下肢胀痛3个月。

病史　6 个月前无明显诱因出现右足大趾麻木，未予诊治；3 个月前锻炼后出现右下肢外侧疼痛，推拿治疗无效。现症：右足大趾麻木，右下肢外侧胀痛；上午痛重，下午痛轻，卧位不痛，坐位痛重，行走减轻，开车加重。

症状　右下肢胀痛，右侧足大趾麻木。

体征　腰 4、5 棘间及右侧旁开 3cm 处压痛（+），腰部叩击痛（+），无放射痛；股神经牵拉试验（−）；直腿抬高试验：左 65°，右 65°；右膝腱反射略减弱，右足大趾背伸力减弱。

影像　$L_{4\sim5}$ 腰椎失稳；$L_{3\sim4}$、$L_{4\sim5}$、$L_5\sim S_1$ 椎间盘突出，以 $L_{4\sim5}$ 椎间盘突出为著，双侧神经根受压，右侧明显。

思考　从症状上看与腰椎间盘突出症有相似之处；体征上看又不完全符合"腰椎间盘突出症"；而影像上基本可以确诊为腰椎间盘突出症；不下诊断，症状体征影像依据基本具备；下诊断，腰椎间盘突出症的典型体征（压痛放射痛、叩击痛放射痛、直腿抬高试验无一具备）。何去何从？

假设是腰椎间盘突出症：卧位时没有症状，说明此时椎间盘并未刺激到神经根，在这个体位下查体，没有阳性体征是正常的。坐位时有临床症状，说明此时椎间盘刺激了神经根，在这个体位下查体，应该能够查到阳性体征。

症状位查体　坐位，腰椎略前屈至患者症状出现。腰部压痛（−），叩击痛（++），向右下肢放射。健侧和患者直腿抬高均引发右下肢放射性疼痛。

诊断　腰椎间盘突出症。

讨论　卧位腰部压痛明显，坐位腰部压痛消失，因为前屈位腰背筋膜紧张，指压力量难达深层。坐位椎间盘与神经根已经接触，故叩击痛伴放射痛出现。

按语　疑似腰椎间盘突出症的患者，卧位无明确症状及体征者，一定要在症状位（坐位、立位或者特殊体位）查体，方可得出正确临床诊断。

整理：龙天雷

第十二节　腰膝疼痛换全髋

患者　男，30 岁。

主诉　左侧髋部疼痛、活动受限 3 年，腰、膝疼痛 2 个月。

病史　11 年前外伤致左股骨上段螺旋形骨折，行切开复位钢板内固定术，4 年前行钢板取出术。3 年前左髋部疼痛，拍片后诊断为左股骨头坏死，采用微创、臭氧注射等方法治疗，症状未见明显缓解。2 个月前出现腰膝疼痛，为治疗"腰膝疼痛"来诊。

症状　腰部疼痛；左侧髋部疼痛，连及膝部，夜间加剧，髋关节活动受限。

影像　骨盆平片示左侧股骨头坏死、变形，髋关节间隙消失，间隙内无骨小梁通过，骨盆向左侧倾斜。腰椎正侧位片示腰椎向右侧弯，L_4、L_5 左侧椎间隙增宽。左膝关节正侧位片示未见明显异常。

体征　腰部肌肉紧张，广泛性压痛（+），叩击痛（−），无放射痛，直腿抬高试验（−）。左侧腹股沟韧带中点压痛（+），大转子叩击痛（+），髋关节内外旋受限，骶髂关节分离试验

（+）。膝部无肿胀及压痛。

　　诊断　股骨头坏死（左）；腰肌劳损。

　　治疗　建议行左侧全髋置换术。

　　问　医生，我是手术才变成这样的，已经手术怕了，来这里就是不想再做手术。股骨头我已经不抱任何希望了，您只帮我解决腰痛和膝痛可以吗？

　　答　您的腰痛和膝痛都与股骨头坏死相关。膝痛直接来源于股骨头坏死；腰痛来源于骨盆倾斜，骨盆倾斜来源于股骨头坏死。所以手术解决股骨头坏死才能解除腰膝疼痛。

　　讨论

　　髋关节间隙消失，说明股骨头及髋臼软骨已经全部破坏，左下肢变短，出现双下肢不等长，骨盆左倾，腰椎弯向右侧，胸椎弯向左侧，颈椎弯向右侧。腰椎侧弯导致腰部前后左右肌肉张力不均衡，受到损伤而致腰部疼痛。膝部疼痛位于前侧，与髋部疼痛相关联，为股骨头坏死伴随症状。可见，腰膝疼痛之源均在于髋。

　　患者对股骨头坏死的治疗不抱任何希望，只要求解决腰痛和膝痛。以上分析可知腰痛、膝痛的根源不在其本身，而在股骨头坏死。行全髋置换术后，髋部及膝部疼痛自然缓解。术后左下肢长度恢复，骨盆不再倾斜，腰椎侧弯恢复，周围软组织张力正常，腰肌劳损的治疗自然事半功倍甚至不需治疗。

整理：龙天雷

第十三节　不可思议的腰椎骨折

　　患者　男，78 岁。

　　主诉　腰及双下肢疼痛 10 余天。

　　病史　十天前用脚踢狗后出现腰骶部疼痛，活动不利。曾在个人诊所推拿、针刺治疗（具体治疗情况不详），未见明显缓解，逐渐出现双侧下肢疼痛，进行性加重，为求中医治疗来诊。

　　症状　腰骶部及双下肢后外侧疼痛，腰部活动受限，行走困难，咳嗽及喷嚏时腰骶部及双侧下肢疼痛感加重。

　　体征　腰椎生理曲度存在，腰部肌肉紧张。腰部活动度，前屈 40°，后伸 10°，左右侧旋 20°，左右侧屈 20°。$L_{4\sim5}$ 棘突及双侧旁开 2cm 处压痛（+），叩击痛（+），伴双下肢放射性疼痛，直腿抬高试验：左 40°，右 30°，双下肢生理反射存在，病理反射未引出。

　　印诊　腰椎间盘突出症。

　　处置　建议做腰椎 MRI 检查，进一步明确临床诊断。

　　结果　MRI 示腰椎退行性改变，L_4 椎体向前滑脱，L_4、L_5 椎体形态及信号异常，建议 CT 平扫除外骨折。$L_{3\sim4}$ 椎间盘膨出，$L_{4\sim5}$、$L_5\sim S_1$ 椎间盘突出，伴 $L_{4\sim5}$ 椎管狭窄。

　　诊断　腰椎骨折；腰椎间盘突出症。

　　讨论　本案症状、体征符合腰椎间盘突出症的临床诊断标准，考虑腰腿疼痛症状由椎间盘突出刺激神经引发。行腰椎 MRI 检查目的在于明确临床诊断与查看突出的位置、程度及方向，以决定下一步治疗方案。

　　L_4、L_5 椎体骨折纯属预料之外，踢狗动作不大，居然引发两个椎体骨折。如果按照单纯的"腰椎间盘突出症"治疗，其后果不堪设想。

　　按语　此案提醒我们，年龄大的患者多有骨质疏松，轻微外力亦可导致骨折，临床中务必引起重视，相应的影像学检查必不可少。

医生：商强强

第十九章 腿 痛

第一节 间歇性跛行不等于腰椎管狭窄症

患者 男，67岁。

主诉 间歇性跛行6年，加重7天。

病史 6年前无诱因出现双侧小腿后侧疼痛，行走加重，左腿重，右腿轻，休息后自行缓解，可继续走路。曾就诊于省内多家三甲医院骨科，诊断为"腰椎管狭窄症"，建议手术治疗，患者拒绝，予以中西药物及物理治疗，未见好转。7天前症状加重，经人介绍来诊。既往高血压10年；冠心病10年；冠状动脉搭桥术后4年；糖尿病4年；高脂血症4年。

症状 双侧小腿后侧疼痛，步行约100m后疼痛难忍，左重右轻，休息后缓解，而后可以再走。

处置 以"腰椎管狭窄症"收入院治疗。

问：是否腰痛？

答：没有。

问：疼痛特点？

答：步行100m后加重，休息后症状缓解。

问：是否需要下蹲或者坐下休息？

答：只要不走就行，怎么休息都可以缓解。

问：双侧疼痛一样吗？

答：不一样，左侧重，右侧轻。

问：大小便是否正常。

答：正常。

查体 腰部活动自如，腰部压痛（−），叩击痛（−），无放射痛，双侧直腿抬高试验（−），双侧足大趾背伸力及跖屈力正常，双侧跟腱反射、膝反射正常，双下肢皮肤感觉正常。左小腿皮肤有瘀斑及静脉曲张，皮温低于右侧，两腿肤色差异不大。

问：是否有过下肢血管栓塞？

答：左腿有一条血管闭塞。

思考 行走时小腿痛一轻一重，休息无须下蹲，查体无任何相关体征，与"腰椎管狭窄症"诊断不符。左小腿皮肤瘀斑及静脉曲张，皮温低于右侧，考虑小腿行走后疼痛是由"血管闭塞"引起。为明确诊断，做左下肢血管彩超及腰椎CT。

影像 彩超回报左下肢动脉硬化闭塞症，股浅动脉中下段、股深动脉上段及腘动脉轻、中度狭窄，胫前动脉接近闭塞，胫后动脉中上段重度狭窄近闭塞，足背动脉闭塞，左小腿肌间静脉扩张。腰椎CT回报腰椎退行性变，$L_{2\sim3}$、$L_{3\sim4}$椎间盘膨隆，$L_{4\sim5}$、$L_5\sim S_1$椎间盘突出，未见椎管狭窄。

诊断　左下肢动脉硬化闭塞症。

处置　转到吉林大学中日联谊医院血管外科治疗。

讨论　腰椎 CT 示腰椎间盘突出，但没有典型临床症状及阳性体征，舍影像而从症状、体征，排除"腰椎间盘突出症"诊断。双侧小腿疼痛一轻一重，皮温一高一低，休息不受体位影响，与"腰椎管狭窄症"症状不符，加之影像不支持，故诊断不成立。左下肢彩超示左下肢动脉硬化闭塞，故诊断为"左下肢动脉硬化闭塞症"。

按语　下肢动脉硬化闭塞症多由动脉粥样硬化发展而来，血管壁形成斑块较多，若误诊为"腰椎管狭窄症"，予以下肢推拿致斑块脱落，在心、脑、肺等部位造成栓塞，其后果不堪设想。对于年龄大、高血压、高血脂、高血糖患者必须予以高度重视，推拿治疗前尽量排除下肢、腹部、颈等部位血管病变，避免医疗事故的发生。

相关知识　腰椎管狭窄症的诊断要点：①患者坐位或蹲下休息症状缓解。②多为双侧下肢疼痛、麻木。③下肢皮肤感觉异常。④下肢皮温正常。⑤间歇性跛行，这是最具有特点的症状，行走数十米或百米即出现下肢酸胀、乏力、疼痛甚至麻木、步态失稳，难以继续行走。坐位或下蹲休息后症状可缓解或消失，但继续行走后又可重复上述表现。⑥严重者可出现大小便异常感觉。⑦严重者可出现下肢腱反射异常。

下肢动脉硬化闭塞症诊断要点：①任何姿势的休息都可缓解。②皮肤感觉正常。③多数单侧肢体出现。④皮温较健侧低。⑤间歇性跛行，即行走时发生腓肠肌麻木、疼痛甚至痉挛，休息后消失，再走时又出现。⑥二便正常。⑦腱反射正常。

医生：李忠明

第二节　类不宁腿综合征

患者　男，36 岁。

主诉　左侧小腿酸胀痛 4 年。

病史　4 年前无明显诱因出现左侧膝关节疼痛，随后小腿酸胀疼痛，夜间加剧，影响睡眠，遇冷加重。经多家医院以"风湿病"、"腰椎间盘突出症"等治疗无效，亲属介绍来诊。

症状　左侧小腿前外侧酸胀痛，静止则发，夜间尤甚，适度活动症状减轻，活动过多症状加重，开车加重，热敷、加压、按摩可暂时缓解症状。

体征　左胫前嵴外侧满实，压之弹性减低，胫骨前肌对应区域浅筋膜钝厚，胫骨前肌紧张，压痛（+），左侧足弓高于右侧。

诊断　类不宁腿综合征。

治疗　推捻法松解小腿浅筋膜；刃针刺足三里、上巨虚、下巨虚、松解深筋膜及胫骨前肌；针孔以罐负压泻血；拉伸足底腱膜，松动足部关节；以罐吸附小腿后部行走 10 分钟。

结果　一次而愈。

随访　2 年后无复发。

讨论 患者为司机，平素胆小，开车时左脚长时间置于离合之上，处于踝关节背伸、足内翻内收状态，日久胫骨前肌挛缩；胫骨前肌紧张拉足弓向上，可引发高足弓（或为先天性）。胫骨前肌紧张，肌肉活动度下降，相对应的浅、深筋膜肥厚。胫骨前肌紧张，肌内压力增高，引起供血障碍，神经肌肉缺血缺氧，发为小腿前外酸胀痛。

查体见胫前嵴外侧满实，压之弹性减低，胫骨前肌对应区域浅筋膜钝厚，胫骨前肌紧张，压痛（+），诊断为"胫骨前肌损伤"，因其症状特点与不宁腿综合征类似，故称之为"类不宁腿综合征"。

治疗先以手法松解浅筋膜；继以刃针切开浅、深筋膜泻血，减小肌肉内在压力，改善肌肉内血液循环，同时激活胫骨前肌。患者为高足弓，足底筋膜紧张，长时间开车足踝部关节僵硬，针对性予以松解足踝。以罐吸附小腿后侧，通过行走松解小腿三头肌。小腿三头肌为胫骨前肌之拮抗肌，松之有利于松解胫骨前肌。

相关解剖 胫骨前肌位于小腿前外侧皮下，紧贴胫骨的外面，起自胫骨外侧面的上 2/3 及其邻近的小腿骨间膜和小腿筋膜，止于内侧楔骨及第 1 跖骨基底部，具有足背屈、内翻作用。

胫骨后肌位于小腿三头肌的深面，起自小腿骨间膜上 2/3 及邻近的胫骨骨面，肌束向下移行于长的肌腱，该腱向下方行于趾长屈肌的深面，止于舟骨粗隆及内侧、中间和外侧楔骨的基底面。为后群肌肉中最强大的足内翻肌，对足的前半部分来说，又是强大的内收肌，有维持足纵弓及使足跖屈的作用。

按语 学医之时感觉病名繁杂，易混难记。临床之时方知病名虽多，却难以涵盖所有疾病，远不能满足诊断之所需。今遇一案，名之以利后学。

整理：黄文清

第三节 没有症状如何诊断

患者 女，51 岁。

主诉 腰痛、双小腿疼痛无力 1 周。

病史 1 周前无诱因出现腰痛及上下楼梯小腿疼痛无力，着地时有落空感，下楼尤甚，偶有左侧腹股沟区疼痛，下楼加重。曾就诊于长春某医院，考虑"腰椎间盘突出症"，建议查"腰椎"及右"膝关节"MRI，患者拒绝。经人介绍来诊。自述曾长期服用激素类药物。

症状 腰部及小腿无疼痛，行走正常。

问：能否指出具体疼痛位置？

答：无法指出具体位置，因为现在疼痛不明显。

嘱：现在去上下楼梯，出现症状回来就诊。

10 分钟后回到诊室：双小腿无力，疼痛不明显，着地时有落空感。

思考 患者主诉小腿疼痛无力，实际上只是无力，并无疼痛。症状与腰椎和膝关节无关。中枢神经？颈椎间盘突出症？

体征 双侧霍夫曼（+），双侧肱二头肌腱、肱三头肌腱，桡骨膜腱反射亢进，双侧跟腱反射、膝反射亢进，双侧巴宾斯基征（±），双侧踝阵挛、髌阵挛未引出。双小腿肌肉无明显压痛，双下肢皮肤感觉及皮温未见明显异常。腰椎棘间及棘旁无明显压痛，腰部叩击痛（−），无放射痛。嘱患者咳嗽，未见腰痛及腹股沟区放射痛。左侧腰大肌压痛（+），托马斯征（+），双侧直腿抬高试验（−）；双侧骶髂关节分离试验（−），双侧大转子叩击痛、股骨纵向叩击痛（−）。

思考　查体提示腰大肌损伤、锥体束征，据其上下楼梯加重的特点，推测"颈椎间盘突出症"可能性最大。

处置　建议查颈椎 MRI。

影像　颈椎 MRI 示 $C_{3\sim4}$、$C_{4\sim5}$、$C_{5\sim6}$、$C_{6\sim7}$ 椎间盘突出，相应脊髓有压痕，无明显脊髓变性。

诊断　颈椎间盘突出症；腰大肌损伤（左）。

讨论　患者小腿无力，着地时有落空感，双侧腱反射亢进，双侧病理反射（+），颈椎 MRI 示颈椎间盘突出及相应节段脊髓压痕，诊断为"颈椎间盘突出症"。偶有腹股沟区疼痛，且曾长期服用激素类药物，需排除股骨头病变，查体双侧骶髂关节分离试验（−），双侧大转子叩击痛、股骨纵向叩击痛（−），暂排除"股骨头坏死"。下楼时左腹股沟区疼痛，考虑伸髋牵张腰大肌所致，加之左侧腰大肌压痛（+）、左侧托马斯征（+），诊断"腰大肌损伤"。

患者主诉小腿疼痛，但无法指明具体位置，查体时小腿没有疼痛，无法定位痛点，故嘱其上下楼梯，出现症状后再诊。回来后说不是疼痛，是小腿无力，踩地落空感为主，疼痛不明显，考虑下楼时患者低头看路，加上震动及颈椎前屈，突出椎间盘后移增加，压迫或刺激脊髓，出现小腿无力症状。其他体位椎间盘与脊髓无接触，故无临床症状出现。患者仰卧位做颈椎 MRI 时，颈椎无轴向压力及前屈，椎间盘后突不明显，故 MRI 可见椎间盘突出及脊髓受压痕迹，但椎间盘与脊髓之间有脑脊液通过。

对于没有临床症状的患者，要尽可能地引发出症状，再进行问诊、查体，得出的诊断才能更加准确、客观。

按语　患者主诉不一定准确，必须认真核实，而后结合问诊、查体及影像综合分析，才能得出正确诊断，避免误诊、漏诊。

整理：李中旭

第四节　要做颈椎手术的股骨头坏死

患者　女，61 岁。

主诉　左下肢前外侧疼痛、跛行 4 个月余。

病史　4 个月前无明显诱因出现左下肢前外侧疼痛，走路跛行，曾在当地医院就诊，拍颈、胸、腰椎 MRI，诊断为"脊髓型颈椎病"、"腰椎间盘突出症"，非手术治疗无效，欲行颈椎手术治疗，患者拒绝。为寻求推拿治疗，经熟人介绍前来就诊。

症状　左大腿前外侧疼痛，走路跛行。

影像　颈腰椎 MRI 示 $C_{5\sim6}$ 椎间盘突出，脊髓受压；$L_{4\sim5}$ 椎间盘突出；股骨头 CT 示左侧股骨头内有两个小的囊性区。

体征　肱二头肌腱、肱三头肌腱及桡骨膜反射正常，双侧霍夫曼征（−）。腰部压痛（−），叩击痛（−），放射痛（−），直腿抬高试验：右 80°，左 50°，加强试验（−），双侧股神经牵拉试验（–），左足大趾背伸力正常。左侧腹股沟中点压痛（+），左侧大转子叩击痛（–），纵轴叩击痛（+），左骶髂关节分离试验（+），左髋关节内旋0°，双侧巴宾斯基征（–）。

印诊　股骨头坏死。

处置　建议查股骨头MRI进一步明确诊断。

影像　MRI示左股骨头无菌性坏死。

诊断　股骨头无菌性坏死。

讨论　影像学检查见颈椎间盘突出、脊髓受压。颈髓受压可导致下肢无力及走路失稳，出现生理反射、病理反射的异常。患者椎间盘突出为中央型，导致症状应为双侧。而患者为左下肢疼痛，走路跛行源于疼痛，没有下肢无力及走路失稳，症状与"颈椎间盘突出症"不符。查体腱反射正常、病理反射未引出，也不支持"脊髓型颈椎病"的诊断。

影像学检查但见 $L_{4\sim5}$ 椎间盘突出，未见神经根受压，更未见神经根受压的相应症状。患者大腿前外侧疼痛，为股神经支配区域，源自 $L_{2\sim4}$ 神经根，与 $L_{4\sim5}$ 椎间盘突出没有关联。考虑临床症状与"腰椎间盘突出"无关，腰部压痛（–），叩击痛（–），放射痛（–），直腿抬高试验：右80°，左50°，加强试验（–），双侧股神经牵拉试验（–），左足大趾背伸力正常。不支持"腰椎间盘突出症"诊断。左侧直腿抬高受限与髋关节活动受限相关。股神经牵拉试验（–），进一步证实大腿前外侧疼痛与"腰椎间盘突出症"无关。

左侧腹股沟中点压痛（+），左侧大转子叩击痛（–），纵轴叩击痛（+），左骶髂关节分离试验（+），左髋关节内旋0°，CT示左侧股骨头内有两个小的囊性区。症状、体征、影像均提示"股骨头坏死"的可能，但女性发病率较低，故做MRI检查进一步明确诊断。结果回报"股骨头无菌性坏死"。

按语　"股骨头无菌性坏死"似乎男人常见，但女性患者并不罕见，临床必须提高警惕。

整理：张　成

附篇

相关治疗手法

第二十章　筋膜手法

　　筋膜手法是理筋手法的第一步，是肌肉手法的前提和基础，临床常被忽视，导致理筋效果不佳而不自知。

　　筋膜松解以推捻、抓痧手法为主。施术面积小、筋膜浅薄或者瘢痕部位采用推捻法，施术面积大、筋膜肥厚的部位采用抓痧法。

　　推捻法：双手拇指与食、中二指相对，拇指在后，捏起施术部位的皮肤，双拇指发力向前推，双侧食指与双侧中指交替前移，始终保持推、捏之力，以皮肤产生灼痛为佳，患者能忍受为度。适用于颈、肩、臂等筋膜较薄、面积较小部位及瘢痕松解。

　　抓痧法：双手掌根与四指相合，捏起施术部位的皮肤，以四指尖端为支点向前滚动牵拉，停留3～5秒，移位反复上述操作，至皮肤变薄、活动度增大、捏之无痛，术毕。适用于背、臀、腿等筋膜肥厚、面积较大的部位。

第二十一章 肌肉手法

肌肉手法是理筋手法的第二步，是筋伤的主要治疗手段，更是关节手法的前提和基础。肌肉手法必须在筋膜松解后实施，否则事倍功半。

肌肉松解以按揉、弹拨手法为主。作用靶点可以在肌肉的肌腹、腱腹结合部和肌肉起止点。肌腹按揉最为舒适，易于接受；肌肉起点按揉疼痛较重，但效率较高；肌肉内有条索或结节者，可以按揉与弹拨相结合，效率更高。

第一节　颈　部

颈部疾病以颈椎病、落枕、寰枢关节半脱位、斜角肌综合征等常见。治疗时首先以推捻法松解颈部筋膜，然后以按揉、拿法大面积松解颈部肌肉，同时触诊确定紧张的肌肉，重点按揉、弹拨，最后按揉肌肉起止点。

不能明确紧张的肌肉或大部分肌肉紧张者，可在松解筋膜后采用骨突按摩法，按照一面、两端、三点、四线的顺序按揉颈部所有肌肉附着的骨突。一面指项平面；两端指锁骨内、外侧端；三点指枢椎棘突、颞骨乳突、舌骨；四线指棘突连线、关节突关节连线、横突前结节连线、横突后结节连线。

（1）颈阔肌：侧卧位，患侧在上。按照从上（下颌骨下缘）到下（锁骨上缘）的顺序，依次从后正中线向前正中线推捻，施术部位可有少许重叠，但不要遗漏。

（2）胸锁乳突肌：侧卧位，患侧在上。推捻法松解肌肉相应区域筋膜，拿法松解肌腹，骨突按揉法松解颞骨乳突及胸骨、锁骨内侧半上缘。注：颈动脉鞘经过胸锁乳突肌中段深面，按揉手法易影响到其内的颈动脉窦和迷走神经，要注意避开。

（3）上斜方肌：侧卧位，患侧在上。推捻法松解肌肉相应区域筋膜，拿法或按揉法松解肌腹，骨突按揉法松解上项线内侧半、锁骨外侧半上缘，弹拨法松解项韧带。注：松解完成后，可用抓痧法抓住上斜方肌相应区域筋膜，嘱患者向同侧转头，反复 3～5 次，分解筋膜与上斜方肌之间的筋膜；再用抓痧法抓住上斜方肌，嘱患者向同侧转头，反复 3～5 次，分解上斜方肌与肩胛提肌、冈上肌及后斜角肌之间的粘连。

（4）肩胛提肌：侧卧位，患侧在上。推捻法松解肌肉相应区域筋膜，拿法或按揉法松解肌腹，骨突按揉法松解 $C_{1\sim4}$ 横突后结节及肩胛骨上角。注：肩胛骨上角前后面均有肩胛提肌附着，按揉时不要遗漏。

（5）后斜角肌：侧卧位，患侧在上。推捻法松解肌肉相应区域筋膜，按揉或弹拨法松解肌腹，骨突按揉法松解第 2 肋骨外侧面及 $C_{5\sim7}$ 横突后结节。

或坐位，以拇指压住第 2 肋骨外侧面后斜角肌附着点处（可沿肌肉下滑找到），嘱患者缓慢将头转向对侧，再缓慢转回，反复 3～5 次，加强松解效果。

（6）头后大直肌：侧卧位，患侧在上。推捻法松解肌肉相应区域筋膜，按揉法松解肌腹，骨突按揉法松解下项线外侧部、枢椎棘突上外侧缘。

（7）头上斜肌：侧卧位，患侧在上。推捻法松解肌肉相应区域筋膜，按揉法松解肌腹，骨突按揉法松解下项线上方骨面、寰椎横突。

（8）头下斜肌：侧卧位，患侧在上。推捻法松解肌肉相应区域筋膜，按揉法松解肌腹，骨突按揉法松解枢椎棘突侧面、寰椎横突。

（9）头半棘肌：侧卧位，患侧在上。推捻法松解肌肉相应区域筋膜，按揉法松解肌腹，骨突按揉法松解上、下项线之间的骨面。

（10）二腹肌：侧卧位，患侧在上。推捻法松解肌肉相应区域筋膜，按揉法松解肌腹，骨突按揉法松解下颌骨下缘中部、舌骨上缘、颞骨乳突。

（11）茎突舌骨肌：仰卧位，头转向健侧，患侧在上，按揉法松解肌腹，骨突按揉法松解舌骨体与舌骨大角连接处。

（12）肩胛舌骨肌：仰卧位，头转向健侧，患侧在上，按揉法松解肌腹，骨突按揉法松解胸骨舌骨肌外侧缘。

（13）前斜角肌：仰卧位，推捻法松解肌肉相应区域筋膜；按揉法松解肌腹，注意避开颈动脉鞘及臂丛神经；点揉法松解 $C_{3\sim6}$ 横突前结节。

（14）中斜角肌：仰卧位，推捻法松解肌肉相应区域筋膜；按揉法松解肌腹，注意避开颈动脉鞘及臂丛神经；点揉法松解 $C_{2\sim7}$ 横突前结节。

第二节　肩　　部

肩部疾病以肩周炎、肩袖损伤、肩峰撞击综合征、肱二头肌长头肌腱炎等常见。治疗时首先以推捻法松解肩部筋膜，然后以按揉、拿法松解肩部肌肉，同时触诊确定紧张的肌肉，重点按揉、弹拨，最后按揉肌肉起止点。

不能明确紧张的肌肉或大部分肌肉紧张时，松解筋膜后采用骨突按摩法。按照一突二角三节四缘的顺序按揉肩部肌肉附着的骨突。一突指喙突，二角指肩胛骨上、下角，三节指肱骨大结节、肱骨小结节和盂下结节，四缘指肩峰内外侧缘、肩胛骨内外侧缘、肩胛骨冈上下缘、锁骨下缘。

（1）中斜方肌：俯卧位，抓痧法松解肌肉相应区域的筋膜；按揉法松解肌腹，弹拨法松解肌肉的条索及结节；点揉法松解 $C_6\sim T_3$ 棘突侧面、肩峰内侧缘及肩胛冈上缘外侧部。

（2）菱形肌：俯卧位，抓痧法松解肌肉相应区域的筋膜；按揉法松解肌腹，弹拨法松解肌肉的条索及结节；点揉法松解 $C_6\sim T_4$ 棘突侧面、肩胛骨内侧缘。

（3）大圆肌：俯卧位，推捻法松解肌肉相应区域的筋膜；按揉法松解肌腹，弹拨法松解肌肉的条索及结节；点揉法松解肩胛骨下角背面、肱骨小结节嵴。

（4）小圆肌：俯卧位，推捻法松解肌肉相应区域的筋膜；按揉法松解肌腹，弹拨法松解肌肉的条索及结节；点揉法松解肩胛骨外侧缘背面、肱骨大结节下部。

（5）冈下肌：俯卧位，推捻法松解肌肉相应区域的筋膜；按揉法松解肌腹，弹拨法松解肌肉的条索及结节；点揉法松解肩胛骨冈下窝、肱骨大结节中部。

（6）冈上肌：俯卧位，推捻法松解肌肉相应区域的筋膜；按揉法松解肌腹，弹拨法松解肌肉的条索及结节；点揉法松解肩胛骨冈上窝、肱骨大结节上部。

（7）肩胛下肌：俯卧位，点揉法松解肱骨小结节。

（8）前锯肌：侧卧位，屈肘90°，肩外展外旋，推捻或抓痧法松解肌肉相应区域的筋膜；按揉法松解肌腹，弹拨法松解肌肉的条索及结节。

（9）三角肌：推捻法松解肌肉相应区域的筋膜；按揉法松解肌腹，弹拨法松解肌肉的条索及结节；点揉法松解锁骨外侧半下缘、肩峰外缘、肩胛冈外侧半下缘及肱骨三角肌粗隆。

（10）胸大肌：仰卧位，推捻法或抓痧法松解肌肉相应区域筋膜；按揉法松解肌腹，弹拨法松解肌肉的条索及结节；点揉法松解锁骨内侧半下缘、胸骨、$T_{1\sim6}$肋软骨表面、肱骨大结节嵴。

（11）胸小肌：仰卧位，推捻法或抓痧法松解肌肉相应区域筋膜；拿法松解肌腹，弹拨法松解肌肉的条索及结节；点揉法松解第3～5肋表面、肩胛骨喙突。

（12）锁骨下肌：屈肘90°，肩外展90°，拇指压住第1肋软骨表面锁骨下肌附着处，嘱患者做手绕头的环转动作，顺时针、逆时针各3～5次。

（13）喙肱肌：仰卧位，推捻法松解肌肉相应区域筋膜；按揉法松解肌腹，弹拨法松解肌肉的条索及结节；点揉法松解肱骨中部（三角肌粗隆内侧）及肩胛骨喙突。

（14）肱二头肌：仰卧位，推捻法松解肌肉相应区域筋膜；按揉法松解肌腹（患者屈肘90°，术者一手掌根压住肱二头肌肌腹，另一手握住腕部，以肘关节为中心做环转动作，顺逆时针各3～5次），弹拨法松解肌肉的条索及结节；点揉法松解桡骨粗隆（患者坐位，屈肘90°，术者一手拇指指端从前臂背侧桡尺骨之间压住桡骨粗隆，另一手握住腕部做前臂旋前旋后动作，反复3～5次）。

（15）肱三头肌：仰卧位，手搭对侧肩，推捻法松解肌肉相应区域筋膜；按揉法松解肌腹，弹拨法松解肌肉的条索及结节；点揉法松解肩胛骨盂下结节及其下方骨缘。

第三节 臂 部

（1）肱肌：坐或卧位，推捻法松解肌肉相应区域筋膜；按揉法松解肌腹，弹拨法松解肌肉的条索及结节；纵梳法（拇指压住腱腹结合部稍上方，自上向下滑动至肌腱处，反复操作3～5次，稍变换拇指按压角度可重复上述操作）松解肘关节上方腱腹结合部。

（2）前臂屈肌群：坐或卧位，推捻法松解肌肉相应区域筋膜；按揉法松解肌腹，弹拨法松解肌肉的条索及结节；一手拇指压住肱骨内上髁，另一手握住手腕，在保持腕关节背伸的前提下，做前臂旋外动作3～5次，稍变换拇指按压位置后可重复上述操作。

（3）前臂伸肌群：坐或卧位，推捻法松解肌肉相应区域筋膜；按揉法松解肌腹，弹拨法松解肌肉的条索及结节；一手拇指压住肱骨外上髁，另一手握住手腕，在保持腕关节屈曲的前提下，做前臂旋内动作3～5次，稍变换拇指按压位置后可重复上述操作。

第四节 背 部

（1）竖脊肌：俯卧位，抓痧法松解竖脊肌相应区域的筋膜。按揉法松解肌腹，弹拨法松解肌肉的条索及结节。点揉法松解骶骨背面及髂嵴上缘。反复3～5遍，以松为度。

（2）背阔肌：俯卧位，抓痧法松解肌肉相应区域的筋膜；按揉法松解肌腹，弹拨法松解肌肉的条索及结节；点揉法松解 $T_{7\sim12}$ 棘突侧面、腰椎棘突侧面、髂嵴、肩胛骨下角及肱骨小结节嵴。反复 3～5 遍，以松为度。

（3）下斜方肌：俯卧位，抓痧法松解肌肉相应区域的筋膜；按揉法松解肌腹，弹拨法松解肌肉的条索及结节；点揉法松解 T_3～T_{12} 棘突侧面、肩胛冈下缘内侧部。反复 3～5 遍，以松为度。

（4）腰方肌：俯卧位，推捻法或抓痧法松解肌肉相应区域的筋膜；点揉法松解 $L_{2\sim4}$ 横突、髂嵴。反复 3～5 遍，以松为度。

（5）多裂肌：俯卧位，推捻法或抓痧法松解肌肉相应区域的筋膜。侧卧位，术者握拳，拇指盖住拳眼，以拇指端或侧面压住腰椎棘突在上的侧面，边推边移。反复 3～5 遍，以松为度。

第五节　腹　　部

（1）腹外斜肌：仰卧位，推捻法或抓痧法松解肌肉相应区域的筋膜。按揉法松解肌腹，弹拨法松解肌肉的条索及结节。点揉法松解髂嵴前部外缘、第 5～12 肋骨表面。

（2）腹内斜肌：仰卧位，推捻法或抓痧法松解肌肉相应区域的筋膜。按揉法松解肌腹，弹拨法松解肌肉的条索及结节。点揉法松解髂嵴上缘、第 10～12 肋下缘。

（3）腹横肌：仰卧位，推捻法或抓痧法松解肌肉相应区域的筋膜。按揉法松解肌腹，弹拨法松解肌肉的条索及结节。点揉法松解髂嵴内侧缘、第 7～12 肋软骨内面。

（4）腹直肌：仰卧位，推捻法或抓痧法松解肌肉相应区域的筋膜。按揉法松解肌腹，弹拨法松解肌肉的条索及结节。点揉法松解第 5～7 肋软骨外面、剑突表面、耻骨联合上缘、耻骨嵴。

（5）腰大肌：仰卧位，左手拇指纵向置于竖脊肌外缘，右手掌根压住左手拇指，助力下压，自上向下按揉弹拨深层的腰大肌腹部；四指弹拨法松解腰大肌髂部。点揉法松解股骨小转子。反复 3～5 遍，以松为度。腰大肌髂部及小转子部可采用压摆法松解，左侧为例。

腰大肌髂部：仰卧位，左下肢屈膝屈髋，术者右手掌根压住腰大肌髂部，左膝屈曲，置于患者左膝下方阻止患者伸髋伸膝，左手扶住膝前，左右摇摆髋关节，反复 8～10 次，以松为度。

腰大肌小转子部：仰卧位，左下肢屈膝屈髋。术者右手拇指压住股骨小转子，左膝屈曲，置于患者左膝下方阻止患者伸髋伸膝，左手握住脚踝，摆动小腿以旋转髋关节，右手拇指可感受到与小转子的撞击，反复 8～10 次，以松为度。

（6）髂肌：仰卧位，左下肢屈膝屈髋。术者右手掌根压住髂窝，左膝屈曲，置于患者左膝下方阻止患者伸髋伸膝，左手扶住膝前，左右摇摆髋关节，反复 5～10 次，以松为度。术者右手拇指压住股骨小转子，左膝屈曲，置于患者左膝下方阻止患者伸髋伸膝，左手握住脚踝，摆动小腿以旋转髋关节，右手拇指可感受到与小转子的撞击，反复 8～10 次，以松为度。

（7）膈肌：点揉法松解剑突后面、第 7～10 肋弓及肋软骨内下缘。

（8）盆底肌：教患者自我松解骨盆下口。侧卧位，屈膝屈髋，左手松解左侧，右手松解右侧。四指尖端点揉骶尾骨侧面、坐骨棘、坐骨结节及坐骨内下缘、耻骨联合下缘。

第六节 臀 部

（1）臀大肌：俯卧位，抓痧法松解肌肉及髂胫束相应区域的筋膜；肘部按揉法松解肌腹，弹拨法松解肌肉的条索及结节；肘尖点揉骶骨背面、髂骨翼外面后部。

（2）臀中肌：俯卧位，抓痧法松解肌肉相应区域的筋膜；肘部按揉法松解肌腹，弹拨法松解肌肉的条索及结节；点揉股骨大转子外后缘。

（3）臀小肌：俯卧位，抓痧法松解肌肉相应区域的筋膜；肘部按揉法松解肌腹，弹拨法松解肌肉的条索及结节；侧卧位，肘尖点揉股骨大转子前缘。

（4）梨状肌：俯卧位，抓痧法松解肌肉及髂胫束相应区域的筋膜；肘尖点揉法松解肌腹，弹拨法松解肌肉的条索及结节；双拇指重叠点揉股骨大转子尖端。

（5）股方肌：俯卧位，抓痧法松解肌肉及髂胫束相应区域的筋膜；拇指重叠按揉法松解肌腹，弹拨法松解肌肉的条索及结节；肘尖点揉转子间线及坐骨结节外侧缘。

（6）阔筋膜张肌：侧卧位，抓痧法松解肌肉及髂胫束相应区域的筋膜；按揉法松解肌腹，弹拨法松解肌肉的条索及结节；点揉髂前上棘及髂嵴前部外侧面。

（7）臀部综合手法：左侧臀肌为例。患者俯卧位，屈膝90°。术者立于床边，右下肢屈膝屈髋，以膝及小腿上段前部压住臀部，右手握住脚踝，内外旋转髋关节，旋转过程中膝关节随之外移，依次压揉臀大肌、臀中肌、臀小肌、阔筋膜张肌。然后左侧股骨外旋，术者小腿前方压住股二头肌、股外侧肌、髂胫束，右手顺时针环转膝关节，反复3~5次，以松为度，而后下移，重复上述操作。

第七节 大 腿 部

（1）股直肌：仰卧位，抓痧法松解肌肉相应区域的筋膜；拇指重叠按揉松解肌腹，弹拨法松解肌肉的条索及结节；拇指点揉髂前下棘。

（2）缝匠肌：仰卧位，抓痧法松解肌肉相应区域的筋膜；拇指重叠按揉松解肌腹，弹拨法松解肌肉的条索及结节；拇指点揉髂前上棘、胫骨内侧髁鹅足部。

（3）股内侧肌：仰卧位，抓痧法松解肌肉相应区域的筋膜；拇指重叠按揉松解肌腹，弹拨法松解肌肉的条索及结节；点揉松解髌骨底内侧半。

（4）股外侧肌：仰卧位，抓痧法松解肌肉及髂胫束相应区域的筋膜；拇指重叠按揉松解肌腹，弹拨法松解肌肉的条索及结节；点揉松解髌骨底外侧半。

（5）膝关节肌：仰卧位，抓痧法松解肌肉相应区域的筋膜；掌根按揉法松解肌腹，弹拨法松解肌肉的条索及结节。

（6）股二头肌：俯卧位，抓痧法松解肌肉及髂胫束相应区域的筋膜；掌根按法松解肌腹，拇指重叠弹拨法松解肌肉的条索及结节；点揉松解坐骨结节、腓骨头外侧。

（7）半膜肌、半腱肌：俯卧位，抓痧法松解肌肉相应区域的筋膜；掌根按法松解肌腹，拇指重叠弹拨法松解肌肉的条索及结节；拇指点揉坐骨结节、胫骨内侧髁鹅足部。

第八节　小　腿　部

（1）腘肌：仰卧位。术者立于左侧，嘱患者屈髋屈膝。左手握住踝关节上方，外旋小腿；右手扶住膝部，外展外旋髋关节至膝内侧朝前，右掌根压住膝内侧向后；双手协同，在保持膝关节外旋内翻的应力下，缓慢拉直膝关节，或可闻及关节弹响，反复3～5次，术毕。

（2）跖肌：俯卧位，踝关节下方垫薄枕或将足置于床沿外。推捻法松解肌肉相应区域筋膜。按揉法松解肌腹，弹拨法松解肌肉的条索及结节。屈膝90°，点揉法松解股骨外侧髁后上部。反复3～5遍，以松为度。

（3）腓肠肌：俯卧位，踝关节下方垫薄枕或将足置于床沿外。推捻法松解肌肉相应区域筋膜。按揉法松解肌腹，弹拨法松解肌肉的条索及结节。屈膝90°，点揉法松解股骨内、外侧髁后上部。反复3～5遍，以松为度。

肌肉手法也可仰卧位操作。仰卧位，屈膝90°，足底平放于床面。术者坐于足前方，以四指按揉肌肉或横向弹拨条索或结节。

（4）比目鱼肌：俯卧位，踝关节下方垫薄枕或将足置于床沿外。推捻法松解肌肉相应区域筋膜。按揉法松解肌腹，弹拨法松解肌肉的条索及结节。点揉松解腓骨上部后面、胫骨比目鱼肌线。反复3～5遍，以松为度。

肌肉和骨突手法也可仰卧位操作。仰卧位，屈膝90°，足底平放于床面。术者坐于足前方，以四指按揉肌肉或横向弹拨条索或结节。四指指端点揉腓骨上部后面、胫骨比目鱼肌线。

（5）胫骨后肌：俯卧位，踝关节下方垫薄枕或将足置于床沿外。推捻法松解肌肉相应区域筋膜。左手拇指纵向置于胫骨后肌上方，右手掌根压住左手拇指，助力下压，自上向下按揉弹拨深层的胫骨后肌及肌肉内条索或结节。反复3～5遍，以松为度。

肌肉手法也可仰卧位操作。仰卧位，屈膝90°，足底平放于床面。术者坐于足前方，以四指指端自上向下按揉弹拨深层的胫骨后肌及肌肉内条索或结节。

（6）胫骨前肌：仰卧位，按揉法松解肌腹，弹拨法松解肌肉的条索及结节。反复3～5遍，以松为度。

（7）腓骨长短肌：侧卧位，患侧在上，微屈膝屈髋，推捻法松解肌肉相应区域筋膜。按揉法松解肌腹，弹拨法松解肌肉的条索及结节；点揉法松解腓骨外侧面。反复3～5遍，以松为度。

第二十二章 正骨手法

正骨手法是纠正骨关节错位的方法，须在理筋手法之后实施，可以事半功倍，反之不但不易达到复位目的，还容易出现医源性损害，非专业医生请勿操作。

第一节 头 面

颞颌关节

静态正骨法：适用于静态下颌骨偏歪者，以下颌偏右为例。

患者取仰卧位，用右手中指尖端以 5g 之力抵于下颌尖右侧，持续 3～5 分钟，借助下颌骨之自身节律性运动缓慢复位（借鉴颅荐椎疗法之静止点疗法）。

动态正骨法：适用于动态下颌骨偏歪者。以下颌偏右为例。

患者仰卧位，用右手掌根或鱼际抵于下颌尖右侧，阻止下颌右移；以左手掌根或鱼际压住左侧下颌髁突，抑制其开口过程中外移；双手协同，让下颌尖在开合过程中沿中轴线运动，反复开合 3～5 次，术毕。

第二节 脊 柱

1. 寰枢关节

定向仰正法：适用于寰枢关节旋转半脱位，以寰椎逆时针旋转为例。

患者取仰卧位，按揉、弹拨手法松解颈部软组织，以头后大直肌、头下斜肌为重点，松弛为度。逆时针（左转）转头至最大角度，术者右手中指勾住枢椎棘突左侧，掌根靠住枕骨限制其后移；左手中指托住下颌，缓慢将头仰至最大角度，患者全身放松时，将头在矢状面上快速上仰，可闻及关节弹响。顺时针（右转）转头至最大角度，术者左手拇指按住枢椎棘突左侧，掌根靠住枕骨限制其后移；右手中指托住下颌，缓慢将头仰至最大角度，患者全身放松时，将头在矢状面上快速上仰，可闻及关节弹响。恢复头部中立位，术毕。

卧位旋牵法：适用于寰枢关节旋转半脱位，以寰椎逆时针旋转为例。

患者取仰卧位，按揉、弹拨手法松解颈部软组织，以头后大直肌、头下斜肌为重点，松弛为度。逆时针（左转）转头至最大限度。右手掌根托住枕部，右侧中指勾住枢椎棘突左侧向右。左手掌根托住下颌。双手协同，沿躯干纵轴方向向上牵引。在患者身体与床面之间发生移动之前，患者全身放松瞬间，利用身体后倾之力快速向上牵抖，力度以不引起患者身体与床面之间移动为佳。可闻及关节弹响。顺时针（右转）转头至最大限度。左手掌根托枕部，左侧拇指压住枢椎棘突左侧向右。右手掌根托下颌，双手协同，沿躯干纵轴方向向上牵引。在身体与床面之间发生移动之前，患者全身放松瞬间，利用身体后倾之力快速向上牵抖，力度以不引起患者身体与床面之间移动为佳，可闻及关节弹响。恢复头部中立位，术毕。

2. 颈椎关节

垂直牵伸法：适用于颈椎平直、反弓及颈椎小关节紊乱。

患者取仰卧位，按、揉、拿等法松解颈部肌肉。左手掌根托枕部，拇食指自后向前推顶 $C_{6\sim7}$ 关节突关节，加大颈椎生理曲度，右手掌托住下颌，双手协同固定，借身体后倾之力牵伸颈椎，而后放回，反复 3～5 次；左手拇指移至 $C_{5\sim6}$ 关节突关节，操作同前，直至 $C_{2\sim3}$ 关节突关节。双手交换，操作同前。牵引力度以不引起患者身体与床面之间滑动为度。

侧向牵伸法：适用于颈椎侧弯及颈椎小关节紊乱。

患者取仰卧位，按、揉、拿等法松解颈部肌肉。左手掌根托枕部，以右手掌托住下颌，将颈部向右侧屈至最大限度，左手拇指推 $C_{6\sim7}$ 关节突关节左侧向右，右手将颈椎摆回中立位，形成颈椎向左侧屈，两手协同固定，借身体后倾之力牵伸颈椎，而后放回，反复 3～5 次；左手拇指移至 $C_{5\sim6}$ 关节突关节，操作同前，直至 $C_{2\sim3}$ 关节突关节。双手交换，操作同前。牵引力度以不引起患者身体与床面之间滑动为度。

旋转牵伸法：适用于颈椎小关节紊乱及颈椎旋转受限。

患者取仰卧位，按、揉、拿等法松解颈部肌肉。左手掌根托枕部，以右手掌托住下颌，先将颈部右旋至最大角度，左手拇指推 $C_{6\sim7}$ 关节突关节向前，右手抬下颌上仰，而后放回，反复 3～5 次。左手拇指移至 $C_{5\sim6}$ 关节突关节，操作同前，直至 $C_{2\sim3}$ 关节突关节。双手交换，操作同前。牵引力度以不拉动肩部为度。

3. 胸椎关节

单侧提拉法：适用于胸椎小关节紊乱。以右侧胸椎小关节紊乱为例。

患者取端坐位，挺胸抬头，右侧手掌按于后枕部。术者立于背后，右侧手自患者头颈与手臂围成的孔后方穿入，以腋窝压住肩头，屈肘，前臂自患者腋下回到背后，掌背贴住关节紊乱处；术者身体前倾，右侧胸部抵住手掌；左手自左侧腋下穿到腋前，托住肩部；缓慢伸髋伸膝，至双手拉紧，右侧胸部抵实；在患者放松时，骤然伸髋伸膝上提，可闻及关节弹响，术毕。

4. 腰椎关节

腰椎斜牵法：适用于腰椎小关节紊乱、腰椎间盘突出症及腰椎管狭窄症。

患者取右侧卧位，颈椎微前屈，在下之右腿伸直，在上之左腿屈髋屈膝，足踝置于右腿腘窝部。术者立于患者前方，双肘屈曲，左肘置于患者左肩前方，推其向后；右肘置于患者左侧髂骨后方，推动骨盆向前旋转至最大；缓慢拉紧后，在患者放松的瞬间，借助躯干快速下降之势，以右肘发力，沿前臂纵轴方向快速牵拉腰部，可闻及关节弹响，术毕。患者左侧卧位，方法同上。

5. 腰骶关节

定点斜牵法：适用于腰骶关节移位、腰椎间盘突出症、腰椎管狭窄症。以骶骨右侧旋前为例。

患者取右侧卧位，颈椎微前屈，在下之右腿伸直，在上之左腿屈髋屈膝，足踝置于右腿腘窝部。术者立于患者前方，双肘屈曲，左肘置于患者左肩前方，推其向后，左手拇指压住第 5 腰椎棘突左侧向右；右肘置于患者左侧髂骨后方，推动骨盆向前旋转至最大；缓慢拉紧后，在患者放松的瞬间，借助躯干快速下降之势，以右肘发力，沿前臂纵轴方向快速牵拉腰部，可闻及关节弹响，术毕。

6. 骶尾关节

捺正摇摆法：适用于尾骨向侧方脱位。以尾骨偏左为例。

患者取俯卧位。术者立于患者左侧，先以右手拇指自尾骨尖端向右上方推拉尾骨侧方附着的软组织，牵拉尾骨向右，余四指按于髋部固定；再以左手拇指推住尾骨左侧缘向右，余四指按于骶骨部固定；双手协同，向右侧反复摇摆骨盆，待拇指处感觉松动后重复以上操作，以正为度，术毕。

第三节　上　　肢

1. 肩关节

外旋内收法：适用于肱骨内旋、肱骨头前移。

患者取仰卧位，上臂外展 90°，肱骨外旋至最大，一手掌根压住肱骨头向下作为支点，另一手抬肘部向上，使肩关节内收，反复 3～5 次，术毕。

内旋内收法：适用于肱骨外旋、肱骨头前移。

患者取仰卧位，上臂外展 90°，肱骨内旋至最大，术者一手掌根压住肱骨头向下作为支点，另一手抬肘部向上，使肩关节内收，反复操作 3～5 次，术毕。

2. 肘关节

捺正端提法：适用于肘关节错缝。以右肘为例。

患者取坐位，右前臂旋后、肩前屈约 45°。术者坐于其右前方，将患者肘关节屈曲、前臂外旋，以右上臂夹持前臂（掌侧朝向患者）于腋下，左手拇指抵于桡骨小头外侧向内，右手拇指压住桡骨小头桡侧向尺侧，余四指合抱于肘关节下方，双手协同，屈伸肘关节 3～5 次，在患者肘关节伸直位、身体放松瞬间上抬肘关节，可闻及关节弹响，术毕。

3. 腕关节

牵伸环转法：适用于腕部小关节紊乱及腕挫伤。

患者取坐位，伸出患手，掌心朝下。术者一手四指与手掌握住小鱼际，拇指抵住尺骨下端；另一手四指与手掌握住大鱼际，拇指抵住桡骨下端；双手协同，屈腕同时上顶桡尺骨下端，拉开腕部关节间隙，同时做腕部环转动作，顺时针与逆时针交替，反复 3～5 次，可闻及关节弹响，术毕。

第四节　下　　肢

1. 骶髂关节

静止点疗法：适用于骶髂关节错缝。

患者取端坐位。术者坐于身后，双手拇指分别置于两侧髂后上棘的内侧，持续发力向外分推，力量以 5g 为度，敏感者可感觉到髂骨蠕动，至双侧骶髂关节平复。双手中指指端置于髂前上棘与大腿之间，判断髂骨旋转方向，距离大者为旋后，小者为旋前。距离小的一侧中指置于髂前上棘下方向后上提拉，使之向后旋转；另一侧手掌张开，指尖向上，拇指与小指分别置于髂后上棘和髂前上棘外侧，向前旋转髂骨；双手力度以 5g 为度，敏感者可感觉到髂骨蠕动，至双侧髂前上棘到大腿等距，术毕（借鉴颅荐椎之静止点疗法）。

2. 髋关节

支点复位法：适用于髋关节错缝、"阴阳脚"等。以左侧髋关节为例。

患者取仰卧位。术者立于左侧，嘱患者左下肢屈膝屈髋至最大，足底不离床面，左手推膝部外侧向内使髋关节内收，至股骨大转子离开床面一拳高度，右手握拳，拳眼朝上置于大转子下方，左手置于膝关节内侧使髋关节外展，至左侧大腿与床面平行，在保持膝关节内侧压力的前提下，嘱患者伸髋伸膝至与对侧相同，反复操作3～5次，或可闻及关节弹响，术毕。

3. 膝关节

旋压伸展法：适用于膝关节扭伤、膝关节炎等。以左侧膝关节X型腿为例，O型腿相反。

患者取仰卧位，屈髋屈膝。术者立于左侧，①左手握住踝关节外旋小腿；右手扶住膝部，外展外旋髋关节至膝内侧朝前，右掌根压住膝内侧向后；双手协同，在保持膝关节外旋内翻的应力下，缓慢伸直膝关节，反复3～5次，或可闻及关节弹响。②左手握住足跟，内旋小腿；右手扶住膝部，外展外旋髋关节至膝内侧朝前，右掌根压住膝内侧向后；双手协同，在保持膝关节外旋内翻的应力下，缓慢伸直膝关节，反复3～5次，或可闻及关节弹响。术毕。

4. 踝关节

捺正牵抖法：适用于急慢性踝扭伤。以左足内翻跖屈位扭伤为例。

患者取仰卧位，术者左手握住左足内侧，拇指置于足底，四指置于足背，小指紧贴小腿前方，外翻背伸踝关节使其捺正；右手握住左足外侧，拇指与拇指重叠，四指与四指重叠，助力左手捺正踝关节；双手与全身协同，在保持外翻背伸踝关节的前提下，缓慢拉开踝关节，在患者放松瞬间，身体骤然后倾，牵抖踝关节，可闻及关节弹响，术毕。

5. 距跟关节

捺正屈伸法：适用于距跟关节错位及踝扭伤。以左足内翻跖屈位扭伤、跟骨内翻为例。

患者取仰卧位，髋关节外展外旋，微屈髋屈膝，足外缘着床放于床边，前足置于床外。术者弓步立于床边，左腿在前；左手四指置于足跟外侧与床面之间，掌根压住足跟使其处于外翻位固定；右手握住前足使其旋后至最大角度，前足足底抵住大腿前方，以弓步前后移动之力屈伸踝关节，反复3～5次，或可闻及关节弹响，术毕。

6. 距舟关节

拔伸摇转法：适用于距舟关节错缝及踝扭伤。

患者取仰卧位。术者一手握住后足及距舟关节间隙固定，另一手握住舟骨，纵向拉开距舟关节间隙，顺、逆时针摇转各3～5次，或可闻及关节弹响，术毕。

7. 跟骰关节

拔伸摇转法：适用于跟骰关节错缝及踝扭伤。

患者取仰卧位。术者一手握住后足及跟骰关节间隙固定，另一手拇食指捏住骰骨，纵向拉开跟骰关节间隙，顺、逆时针摇转各3～5次，或可闻及关节弹响，术毕。

8. 楔骰关节

推顶摇转法：适用于楔骰关节错缝及踝扭伤。

患者取仰卧位，术者一手拇指在足底楔骰关节间隙处向足背推顶固定，另一手握住中足背侧下拉，同时顺、逆时针摇转各3～5次，或可闻及关节弹响，术毕。

9. 跗跖关节

拔伸摇转法：适用于跗跖关节错缝及踝扭伤。

患者取仰卧位。术者一手握住跗骨及跗跖关节间隙固定，另一手握住相对应的跖骨头，再纵向拉开跗跖关节间隙，同时做往复摇转，顺、逆时针各3～5次，或可闻及关节弹响，术毕。

10. 跖趾关节

屈趾弹压法：适用于跖趾关节错缝及踝扭伤。

患者取仰卧位。术者一手抵于跖骨头下方，另一手拇指与食指桡侧面握住足趾（拇指位于背侧、食指位于掌侧），在拔伸的状态下，拇指发力向掌侧按压，力量即发即收，可闻及关节弹响，术毕。

11. 趾间关节

旋转牵伸法：适用于趾间关节错缝及踝扭伤。

患者取仰卧位。术者一手拇指与食指桡侧面捏住（拇指位于背侧、食指位于掌侧）足趾末节，另一手拇食指握住右手拇食指助力，将足趾反向旋转至最大角度（外旋者内旋、内旋者外旋），借身体后倾之力拔伸，可闻及关节弹响，术毕。